JN033661

女性のコレステロール・中性脂肪を改善する本

【監修】植田勝廣
田北病院 内科部長
総合内科専門医／医学博士

はじめに

健康のためにまずはできることから

健康診断をうけたら、コレステロールや中性脂肪の数値と判定が悪くなっており、不安になった。今まで気にしたことはなかったし、特別太っているわけでもない。自分の体はどうなるの？　そんな思いで本書を手に取った方が多いのではないでしょうか。

数値が高いから即入院というケースはまれですが、体のことはちゃんと知っておくべきです。もちろん、病院に行く必要がある人もいます。コレステロールを下げる薬を飲まなければいけない場合もあります。

コレステロールの数値と心筋梗塞や脳梗塞などの病気の関係は深

く、体に痛みが出たり、コレステロール塞栓症という病気になったりすると治療が必要です。

コロナ禍で誰もがステイホームを余儀なくされています。本書は女性のために、イラストをまじえて自宅で簡単に運動不足を解消できる体操やストレッチ、さらに健康的な食事などを紹介します。

さらに、脂質と適正な睡眠時間の関係を示し、病院に行く前に、自宅でコレステロール・中性脂肪を下げる方法を紹介しています。

まずはこの本を読んで、できることから実践していきましょう。

田北病院内科部長　総合内科専門医／医学博士
植田勝廣

これで納得！

健康診断表の見方

健康診断表にもさまざまな様式があります。ここでは代表的な健康診断表の見方を紹介します。前年との比較や、判定基準などを参考にしてください。

今回と前回の比較

今回		前回
21.6	—	21.8

毎年同じ病院で健康診断を受ける際に表示される今回の数値と、前回の受診した際の結果を比較できる項目です。

前回に比べて急激に数値が変化している場合は注意が必要です。

肝機能の数値

肝機能	AST(GOT)	30Uℓ以下
	ALT(GPT)	30U/ℓ以下
	γ-GTP	50U/ℓ以下

AST、ALTは肝臓の機能をはかる数値です。基準範囲から出ていなければ基本的に問題ありません。脂質代謝の検査結果（コレステロール値）と肝機能の結果は関係しているので数値に影響が出ることもあります。

脂質代謝の数値

脂質代謝	HDLコレステロール	40mg/dL以上
	Non-HDLコレステロール	90～149mg/dL
	LDLコレステロール	60～119mg/dL
	中性脂肪(トリグリセライド)	30～149mg/dL

この本でのメインになるコレステロール・中性脂肪の数値がわかります。Non-HDLコレステロールは、総コレステロールから善玉であるHDLコレステロールを引いた数値のこと。血液中には悪玉であるLDLコレステロールとは別の悪玉も存在し、悪玉の総量をあらわすのがNon-HDLコレステロールの値です。

判定基準

A 異常なし	B 軽度異常	C 要再検査・生活改善	D 要治療・精密検査	E 治療中
今回の検査では、異常は認められませんでした	検査の結果、軽度の異常が見られましたが、とくに問題となるものではありません	病気へと進行する可能性があるので、生活習慣の改善をしながら、次回の検診で経過を見てみましょう。また、再検査の指示があれば受けましょう	精密検査や治療が必要な段階でした。早めに病院へ行ってください	現在、薬物治療中
安心ゾーン		要注意ゾーン	医療機関へ行くゾーン	治療中

健康診断の数値をA～Eの区分で表わしています。C、D判定の場合は診断書と一緒に「生活習慣の改善と医療機関受診のすすめ」や「精密検査のご案内」が同封されていますので内容をよく読み、専門の医療機関へ受診、もしくはかかりつけ医に相談しましょう。

健康診断結果表　　氏名 ○○○○○　　年齢 50　　性別 女

	検査項目	基準範囲	今回	判定	前回
身体計測	身長		158.4	―	157.8
	体重		54.2	―	52.5
	BMI	18.5～24.9kg/㎡	21.6	―	21.8
	胸囲	男性85cm未満／女性90cm未満	90.5	―	92.5
血圧	収縮期／拡張期	130mmHg 未満／85mmHg 未満	110/78	A	113/76
肝機能	AST(GOT)	30Uℓ以下	18	B	16
	ALT(GPT)	30U/ℓ以下	19		15
	γ-GTP	50U/ℓ以下	79		70
脂質代謝	HDLコレステロール	40mg/dL以上	55	C	49
	Non-HDL コレステロール	90 ～149mg/dL	171		140
	LDLコレステロール	60～119mg/dL	143		124
	中性脂肪（トリグリセライド）	30～149mg/dL	80		70
胃部X線	食道		異常なし	A	異常なし
	胃		異常なし	A	異常なし
	十二指腸		異常なし	A	異常なし

日本人間ドック学会判定区分2022年版より作成

コレステロール 中性脂肪数値を上げる？ 生活習慣

こんな生活していませんか？

喫煙

喫煙が引き金になるのはがんだけではありません。呼吸器疾患、2型糖尿病、歯周病など、多くの病気と関係しており、予防できる最大の死亡原因です。

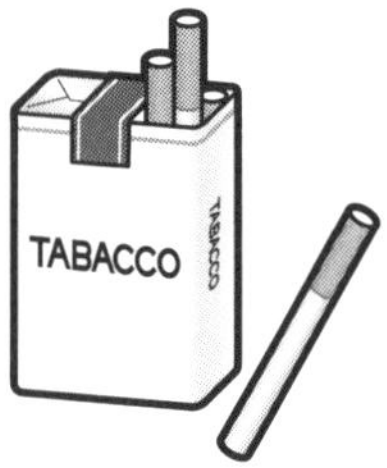

過食・偏食

食べ過ぎてしまうこともよくありませんが、炭水化物だけや肉類だけのような偏った食事もよくありません。脂質異常症や糖尿病の危険性が増加します。

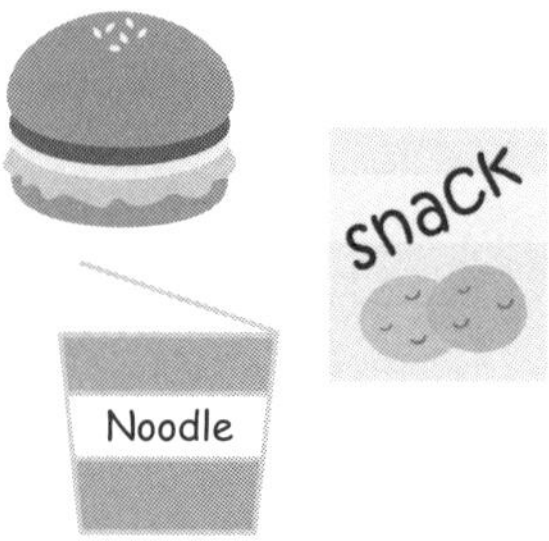

不眠・過眠

睡眠時間が短いのは問題ですが、最近の研究では寝過ぎることも良くないことがわかっています。休日だからといって寝過ぎず、運動などの時間に当てることをお勧めします。

運動不足

週に最低でも3回、1回10分程度の運動をしましょう。体にあるエネルギー源は余分な脂肪へと変わり、運動不足からくる代謝活動の低下は痩せづらい体を作ります。まずはウォーキングから始めましょう。

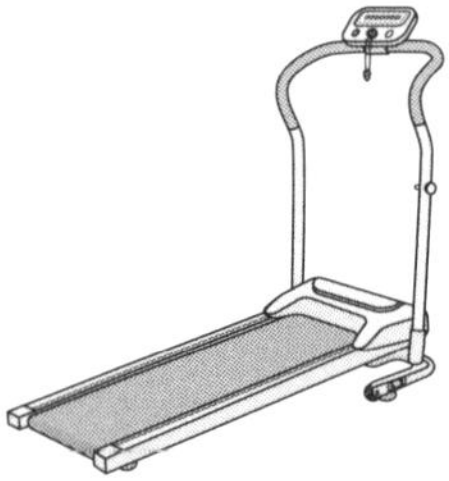

こんな生活を続けていると……

重大な病気に！

狭心症・心筋梗塞

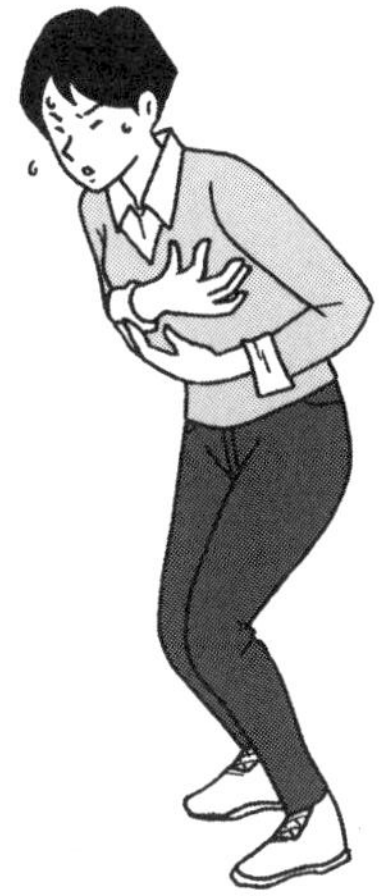

心臓にある冠動脈という大きな血管に動脈硬化が起こると、血液の流れが悪くなり心臓にある筋肉に酸素が行き渡らなくなって狭心症が起こります。流れが悪くなり冠動脈がつまると血流が途絶え心臓が壊死し、心筋梗塞が起こります。

脳梗塞

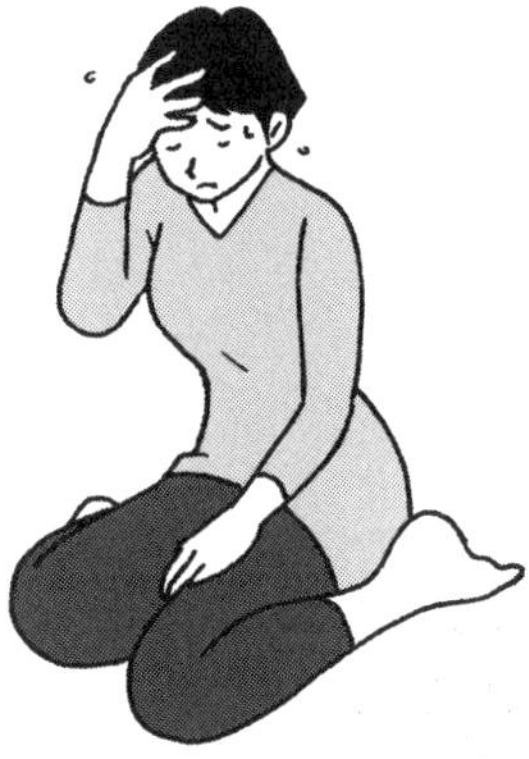

動脈硬化が原因で起こる脳梗塞は、太い血管も細い血管もつまる危険性がある病気です。治療を経て一命を取り留めても、半身の麻痺や感覚障害など重い後遺症が残ってしまう場合もある危険性の高い病気です。

他にもこんな病気に？

高血圧

動脈硬化が進んで血流が悪くなると、血液を送り出すために血圧が上がります。血管にかかる負荷が増えるので、さらに動脈硬化が進むのです。

糖尿病

高コレステロールは肥満を招きやすくなります。血糖値を下げるインスリンの働きが悪くなるため、糖尿病につながりやすくなります。

慢性腎臓疾患

腎臓の血管で動脈硬化が起こると、血液をろ過する機能が低下します。高血圧や糖尿病の症状があると悪化しやすく、人工透析が必要になる場合もあります。

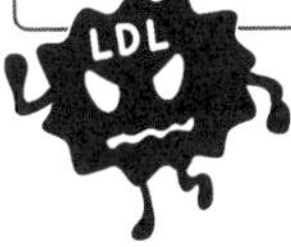

くわしい改善方法はP80から！

もくじ

女性のコレステロール・中性脂肪を改善する本

part 1

コレステロールと中性脂肪って何が問題？

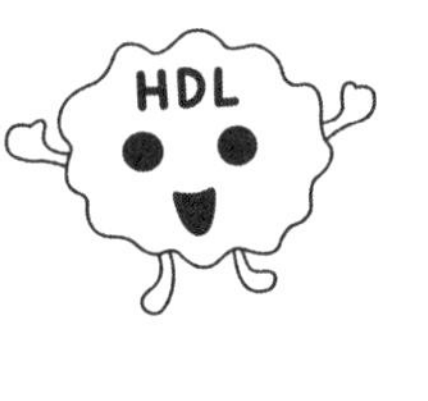

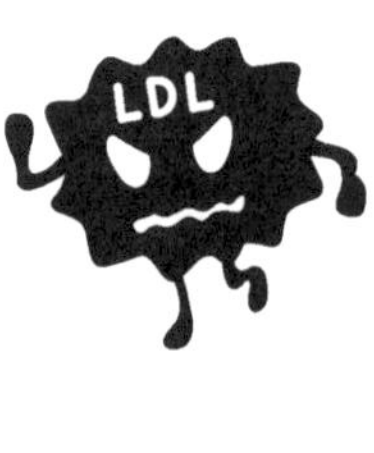

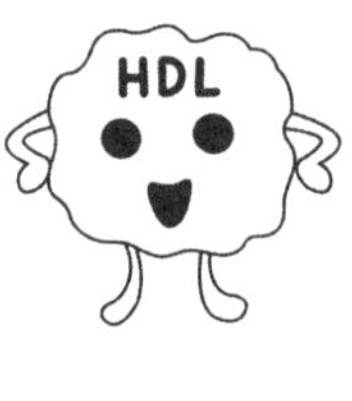

part 2

女性の体とコレステロールの関係は？

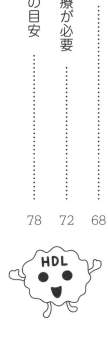

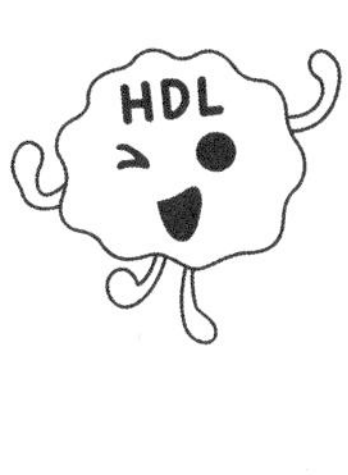

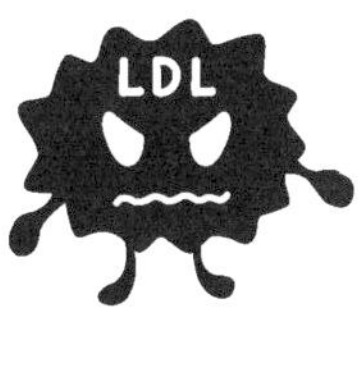

part 3

コレステロール・中性脂肪を運動で改善！

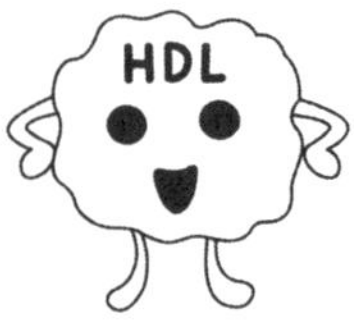

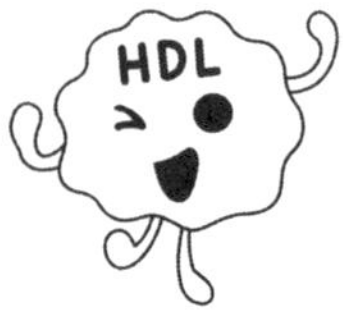

part 4

暮らしを見直してコレステロール・中性脂肪を改善！

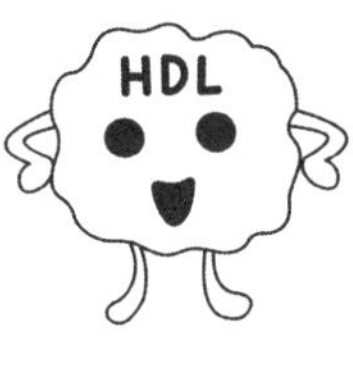

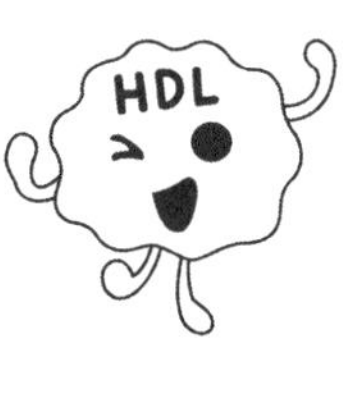

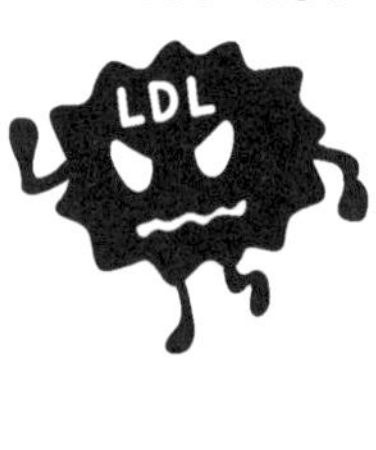

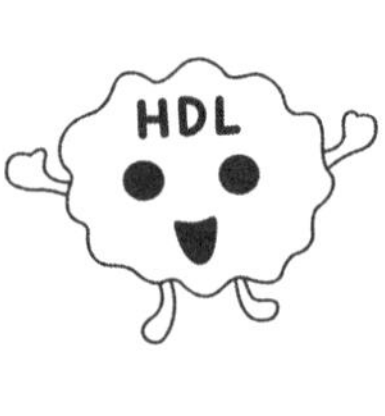

参考文献

『今日の治療薬2021　解説と便覧』浦部晶夫、島田和幸、川合眞一編集（南江堂）
『女性の「コレステロール」「中性脂肪」はこうして落とす!』天野恵子著（PHP研究所）
『あなたの血糖値はなぜ下がらないのか?』板倉弘重著（PHP研究所）
『図解で改善!　ずぼらでもラクラク!　飲んでも食べても中性脂肪コレステロールがみるみる下がる!』板倉弘重著（三笠書房）
『脂質異常症がよくわかる本』寺本民生監修（講談社）
『脂質異常の最新治療　中性脂肪とコレステロール』石川俊次著（主婦の友社）
『コレステロール・中性脂肪をピタッと下げるコツとワザ』（主婦の友社）
『コレステロールを下げただけでは脳梗塞・心筋梗塞は防げない』大野秀隆著（啓明書房）
『ズボラでも中性脂肪とコレステロールがみるみる下がる47の方法』岡部正著（アスコム）
『コレステロールを下げる40のルール』横手幸太朗監修（学研プラス）

part 1

コレステロールと中性脂肪って何が問題？

中性脂肪は体を動かすエネルギー、コレステロールは体の構成要素

中性脂肪とコレステロールは、同じ脂質ですが、違いがあります。

余ったエネルギーが中性脂肪に変化する

人間の体内にある脂肪は、大きく脂肪酸、中性脂肪、コレステロール、リン脂質の4種類に分けられます。このうち、健康診断の脂質系検査では中性脂肪とコレステロールがクローズアップされますが、この2つの脂肪にはどのような違いがあるのでしょうか。

中性脂肪は別名トリグリセライドといって、糖質の次に重要な、人間の体を動かすエネルギー源です。

肝臓でも作られますが、大部分は食べ物からとり入れられています。使いきれずに余ったエネルギーは脂肪細胞の中にたくわえられ、中性脂肪として、おなかや二の腕につく皮下脂肪のほとんどと、小腸や肝臓といった内臓のまわりにつく内臓脂肪へと変わります。

体に必要なエネルギーですが、とり過ぎたり使われないと不要になってしまうということを覚えておきましょう。

細胞膜などの原料になる

コレステロールは約7割が体内で合成され、残りの約3割は食べ物からとり入れられています。体内で合成されるコレステロールの約7割が肝臓で作られ、残りは全身のあらゆる細胞で作られています。

コレステロールというと健康に悪いイメージがありますが、**細胞の一つひとつを覆う細胞膜、性ホルモン、食べ物からとり入れた脂質を消化・吸収する胆汁酸、ビタミンDの原料となる、人間の体にとってなくてはならない物質です。**

コレステロールは油なので、血液に溶け込むことができるように、リポたんぱく質という水に溶ける物質に変わって全身の細胞に運ばれます。

コレステロールは善玉と悪玉に大きく分けられる

脂質とたんぱく質の複合体で球状をしているリポたんぱく質は、重さや成分の違いなどによって、主にカイロミクロン、ＶＬＤＬ、ＬＤＬ（悪玉）、ＨＤＬ（善玉）などに分けられます。

カイロミクロンは、トリグリセライドやコレステロールなどで構成されており、食べ物からとり入れた脂質を肝臓をはじめ体の各組織に運搬します。ＶＬＤＬは、肝臓で合成された中性脂肪を全身に運びます。

カイロミクロンは中性脂肪やコレステロールを腸から全身に運びます。ＶＬＤＬの半分以上は中性脂肪が占めており、中性脂肪が脂肪細胞にたくわえられたあと、ＶＬＤＬはＬＤＬへと変化して全身に運搬されます。

コレステロールがもっとも多く含まれているのがＬＤＬで、ＨＤＬは全身を回って余分なコレステロールを回収します。体を健康に保つには、ＬＤＬ（運搬）とＨＤＬ（回収）のバランスが大切なのです。

コレステロールと中性脂肪の役割

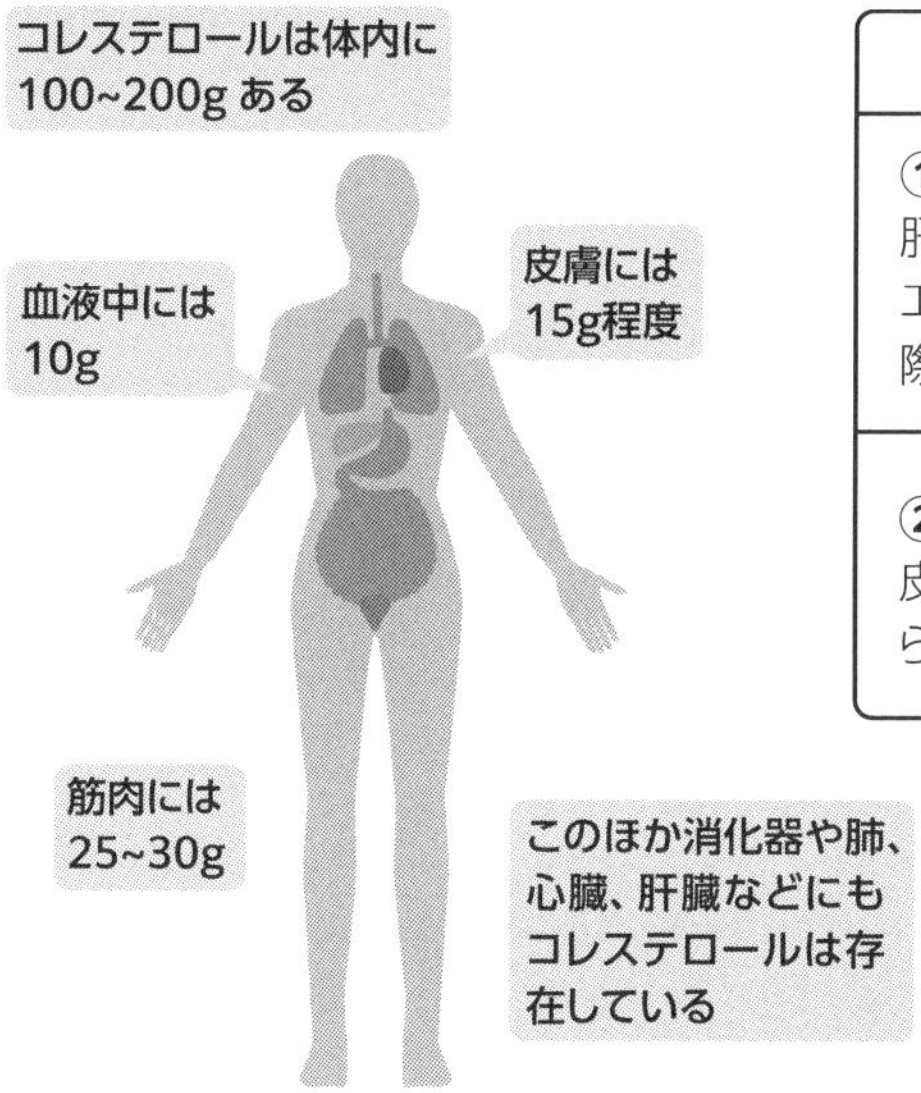

コレステロールは体内に
100~200g ある
血液中には
10g
皮膚には
15g程度
筋肉には
25~30g
このほか消化器や肺、
心臓、肝臓などにも
コレステロールは存
在している

中性脂肪の役割

①エネルギーの貯蔵
肝臓や脂肪組織にたくわえられ、エネルギー源である糖質が不足した際にかわりに使われます。

②体温の維持と内臓の保護
皮下脂肪や内臓脂肪としてたくわえられ、体や内臓を保護します。

コレステロールの役割

①細胞膜の材料になる
体の中にある細胞とその膜（細胞膜）を形成します。

②ホルモンの材料になる
女性、男性ホルモンや副腎皮質ホルモンなどの材料になります。

③胆汁酸の材料になる
胆汁酸は脂肪の消化吸収に必要な消化液です。
これを肝臓で合成する際の材料となるのがコレステロールです。

中性脂肪とコレステロールにはそれぞれ役割があり、不要なものではないということを覚えておきましょう。

つまり一般的にいわれているコレステロールとは、コレステロールがとくに多く含まれるＬＤＬ（悪玉）・ＨＤＬ（善玉）のことですが、体を構成する原料としてほかにも種類があり、体内に存在しています。

コレステロールの数値は主に食生活で変化する

食べすぎや飲みすぎは、中性脂肪とともにコレステロールも増やします。

食生活の乱れが中性脂肪を増やす

中性脂肪の大部分は食べ物から直接体内にとり込まれるものと、主に食べ物からとり入れられた糖質と血液中の脂質をもとにして肝臓で合成されるものの2種類に分けられます。食べ物の中に含まれている脂質は、小腸で吸収されます。吸収された脂質は中性脂肪となり、さらに中性脂肪は、私たちの体を動かすエネルギー源となります。

体を動かすエネルギー源として、まず初めにブドウ糖が使われ、なくなると次に中性脂肪が使われます。糖質や脂質が含まれている食べ物やお酒をとりすぎると、エネルギー源として使われるべき中性脂肪が増えすぎて余ってしまう原因になります。このことから食べすぎ、飲みすぎは避けたほうがいいのです。

中性脂肪とＬＤＬの数値は連動する

中性脂肪が増えると、リパーゼという消化酵素の働きが弱まります。これによって、ＨＤＬが作られにくくなり減っていきます。消化酵素とは、消化を促す酵素のことです。食べ物の栄養を、吸収しやすい小さな物質に分解していきます。

全身のコレステロールを肝臓に回収する役割のＨＤＬが減少すると、余分なＬＤＬなどのコレステロールが除去されなくなり、ＬＤＬが増加しすぎることで数値も高くなってしまいます。

中性脂肪と悪玉コレステロールであるＬＤＬの増減は、連動しているのです。

食べすぎや運動不足、肥満がＬＤＬの数値を上げる

体のメカニズムの話に戻ります。

血液中のコレステロールの数値（ＬＤＬ）が高くなるのは、原因となる病気があります。

また生まれつきの体質による場合は、適切な治療が必要です。これらの要因を除けば、加齢や食べすぎ、アルコール飲料の飲みすぎといった食生活の乱れによって数値が高くなります。

具体的には4つの原因があります。

①肉や乳製品のとりすぎ

②運動不足

③糖質のとりすぎ

④①、②、③による肥満

これらによってＬＤＬの数値が高くなります。

肉や乳製品には動物性脂肪が多く、食べすぎると中性脂肪やコレステロールを増やします。運動不足の状態では使いきれなかった中性脂肪が増えるため、連動してＬＤＬも増加します。

また、肥満の状態では、そうでない状態とくらべて体重1kgにつき、コレステロールが合

体内でのLDLとHDLの役割

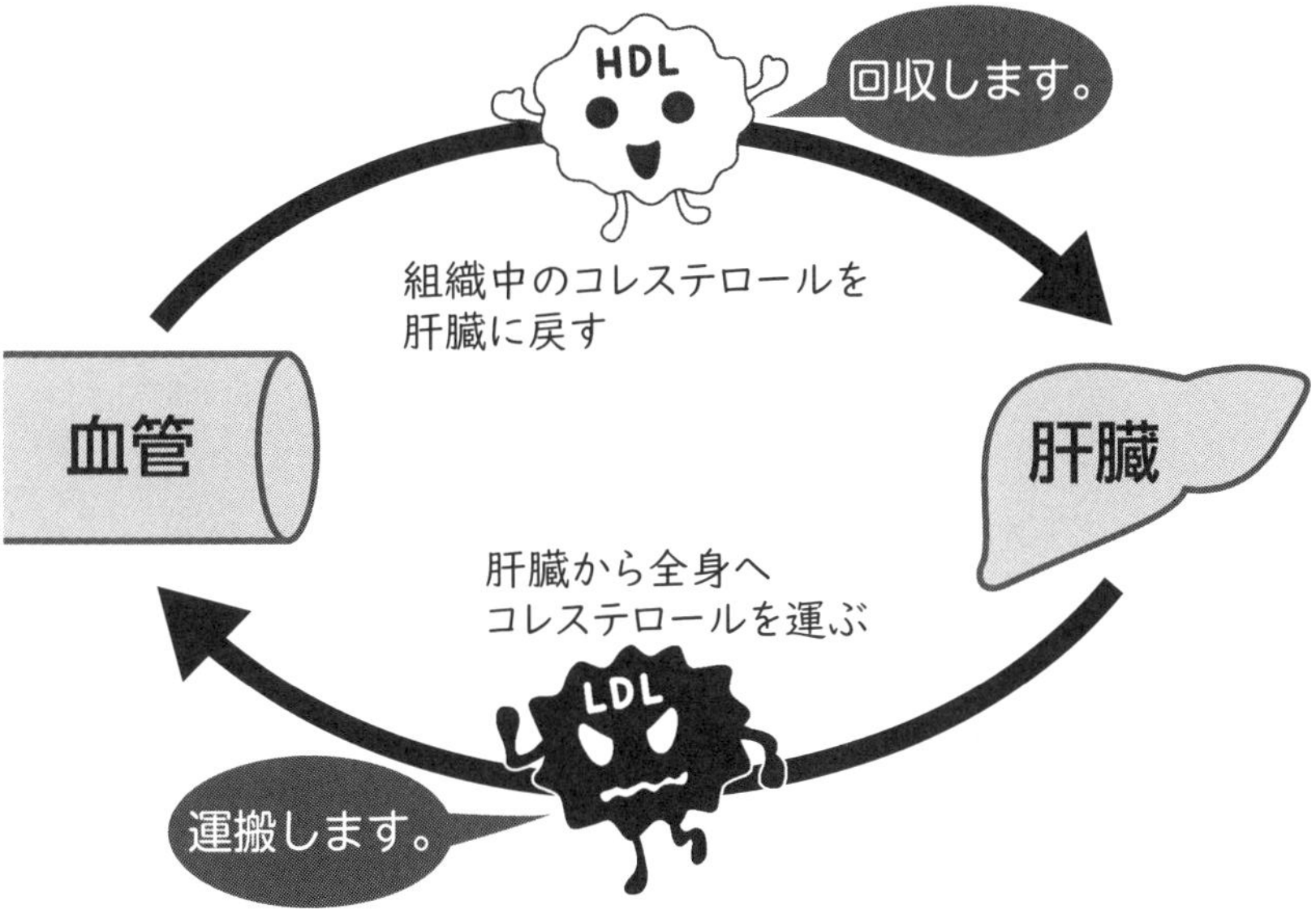

運搬されたLDLの数が多くなりすぎると動脈硬化などの危険性が高くなります。

成される量は12～13㎎ほど増えるといわれています。肥満の状態では、コレステロール量が必然的に増えてしまいます。

若いうちは代謝が活発なため数値に影響が出ないかもしれませんが、①～③の状態が長く続いたり、バランスが崩れたりすると肥満を招き動脈硬化を進行させます。

結果、心臓などの筋肉への血液供給が断たれてしまい、狭心症や心筋梗塞などの冠状動脈疾患のリスクも高まります。

コレステロールの数値を適正範囲内に収める方法

コレステロールの数値を基準値とくらべてみましょう。

脂質項目の基準値を把握する

よく言われるように、動脈硬化を予防するためには、コレステロール値を適正範囲内に収めることが重要です。

健康診断結果の通知書を見てみましょう。中性脂肪やコレステロールなどの各数値の正常範囲は、一般的に

・中性脂肪が30㎎／dL以上～150㎎／dL未満
・HDLが40㎎／dL以上

・LDLが60㎎／dL以上～119㎎／dL以下

とされています。

LDLの数値は120～139㎎／dLだと基準値を超えて「境界域」とされ、ほかに危険因子があれば冠動脈疾患が高まるので、保健指導が必要です。さらに、140㎎／dL以上になると医療機関の受診を推奨されています。

目標値は人それぞれ

LDLは、総コレステロール値からHDLと、中性脂肪値を5で割っ

LDLコレステロール（悪玉）値の計算方法

総コレステロール値 − HDLコレステロール（善玉）値 − $\frac{\text{中性脂肪（TG）値}}{5}$

＝

LDLコレステロール悪玉値

※上の式が使えるのは、中性脂肪（TG）値が400mg/dL未満の場合
※直接測定する方法もあります

病院での血液検査のほかに、自宅などで血を採ってその場で検査する方法もあります。最新の数値が気になる場合などに活用しましょう。

た値を引いた値です。検査項目にＬＤＬ、あるいは総コレステロール値の項目がなくても、どちらかの数値があれば計算式を使って算出することができます。ただし、中性脂肪が４００㎎／dL以上の場合は計算できません。

過去に心筋梗塞を起こしていたり、糖尿病や慢性腎臓病がある場合など、動脈硬化の進行状態によって４段階の目標値が設定されています。

たとえば、冠動脈疾患を起こしたことがある人のＬＤＬは１００㎎／dL以下が適正範囲内とみなされます。

つまり、体になんらかの不安を抱えている人は、そうでない人に比べて、目標が高く設定されているのです。

生活習慣を見直す

さて、コレステロールの数値を改善するためには、考え方を変える必要があります。食生活の見直しと運動不足の解消を行ないましょう。くわしくはｐａｒｔ３（運動）、ｐａｒｔ４（食生活）を参照してください。

食生活を整えるには、食べすぎずよく噛んで食べる、肉類の脂やバター、生クリームといった動物性脂肪を控えて魚や植物性脂肪を積極的に摂取する、牛や豚の肉はバラよりヒレやももを選ぶなどコレステロールの多い食品や部位を控えてみましょう。１日のコレステロール摂取量を３００㎎以下にすることを心がけましょう。

野菜を多く食べて食物繊維をじゅうぶん摂取し、スムーズな便通を心がけるといった方法も有効です。

また、夜９時以降は食事や間食をしない、糖分の多い清涼飲料水やスイーツは控える、冷たい飲み物を一気に飲まないなども心がけましょう。

運動不足を解消するには激しいスポーツをする必要はなく、軽めの筋肉トレーニングやストレッチによって体を動かしたり、筋肉を伸ばしたりしていきます。

そのほか、睡眠時間を確保する、入浴時によく温まる、体を冷やさない、ストレスを上手に発散するといったことも大切です。

いずれにしても、自分の体の状態を知り、やらなければならないことを把握する必要があるのです。

脂質、血圧、血糖値が連動して起こる「トリプルリスク」

脂質だけではなく、血圧や血糖値も同時にケアが必要です。

約２０００万人が糖尿病リスクを抱える

脂質のとりすぎは、コレステロールや中性脂肪の数値の悪化につながることがすでに知られていると思います。

じつは、血液中の脂質の割合が高い高血中脂質と呼ばれる状態は、高血圧や高血糖とも深い関係があります。

２０１７年の調査では、日本での糖尿病患者数は約３２９万人、高血圧の人は約９９４万人、脂質異常症の人は約２２１万人でした。

別の調査では、糖尿病と強く疑われる人は１０００万人を超え、その予備軍も約１０００

万人とされています。日本人の6～7人にひとりは糖尿病のリスクをかかえていることになります。

糖尿病の原因は、血液中のブドウ糖の量が増えすぎる高血糖という状態が続くことです。血液中のブドウ糖は血管を傷つけてしまいます。

さらに血液中の糖分を薄めようと血液の量や流れる速さを調整する体と心臓の働きそのものが高血圧のリスクにつながります。

インスリンの働きが悪くなるトリプルリスク

血圧、血糖、血中脂質は、どれか1つでも数値が高い（高血圧、糖尿病、脂質異常症）と血管の劣化をまねく危険性が高くなります。

それだけでなく、他の2つの数値も連動して悪化する可能性が高く、これをトリプルリスクといいます。

血圧、血糖、血中脂質の数値が高まるのには、インスリンの働きが悪化するという共通点があります。

血糖値を下げる役割のあるインスリンがうまく働かないと、高血糖の状態が続いて血管を傷め、血管の弾力性が失われます。

脂質を多く含んでいるドロドロの血液を全身に送ろうとすることで、心臓の収縮力が高まり、高血圧になりやすくなります。

さらに、高血糖状態が続くと腎臓の機能が低下します。肝臓での中性脂肪の生成が活性化され、血中脂質の数値が高くなってしまうのです。

重大疾患のリスクが36倍に上昇する

危険因子が重なるトリプルリスクにより、動脈硬化の先にある脳卒中、脳梗塞、心筋梗塞といった命に関わる病気を引き起こす危険性が高まります。ノーリスクの人に比べて36倍高いというデータもあります。

これを避けるには、血中脂質だけでなく、高血圧や高血糖に対するケアも同時に必要です。どれか1つの数値が高くても、インスリンの働きに問題があると想定され、他の2つの数値もすでに高いか、悪化する可能性が高くなります。

インスリンの働き

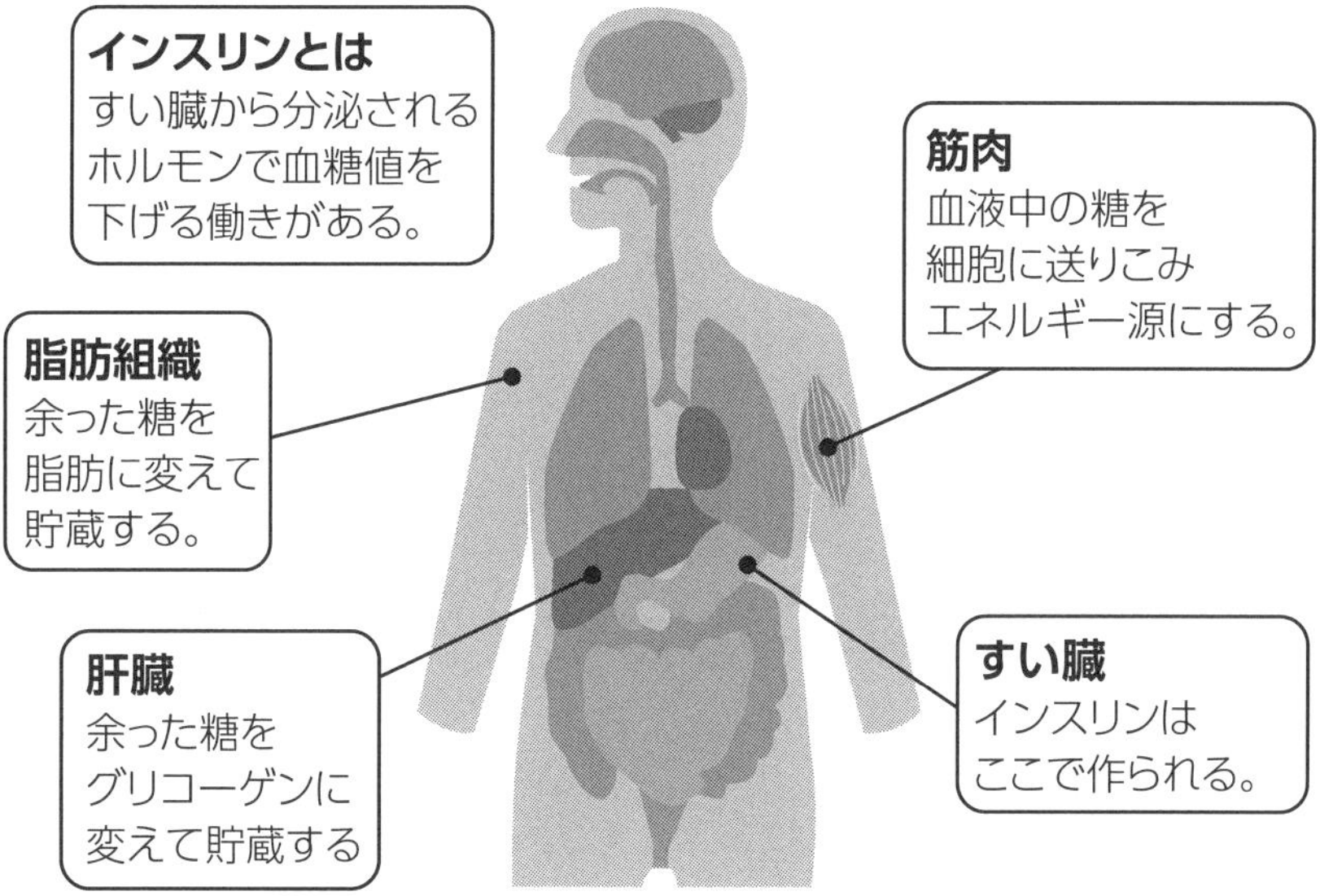
インスリンとは
すい臓から分泌される
ホルモンで血糖値を
下げる働きがある。
筋肉
血液中の糖を
細胞に送りこみ
エネルギー源にする。
脂肪組織
余った糖を
脂肪に変えて
貯蔵する。
肝臓
余った糖を
グリコーゲンに
変えて貯蔵する
すい臓
インスリンは
ここで作られる。

インスリンは体にあるホルモンの1つです。 唯一血糖値を下げる働きがあります。

脂質は油、肉類や魚から摂取しますが、塩分は血圧に、炭水化物（糖質）は血糖に影響するので、脂質、塩分や糖分は過剰摂取せず、バランスのよい食事を心がけることが大切です。

ここでも、運動と食生活が鍵となります。

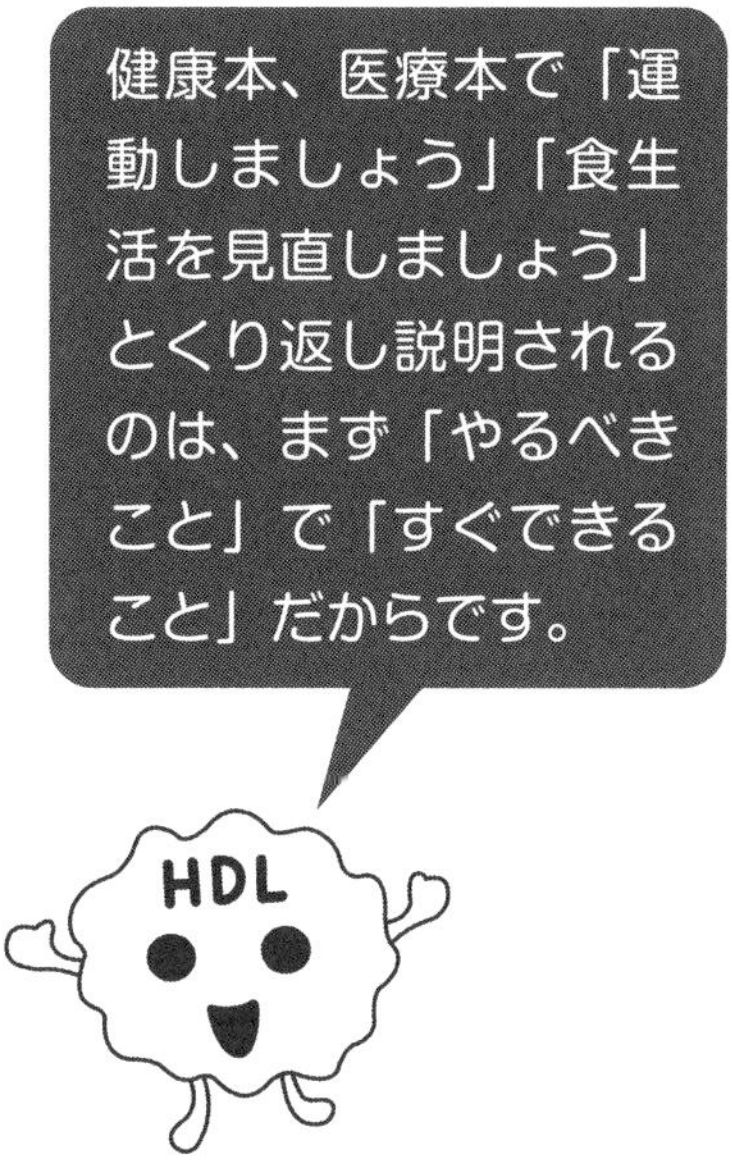
健康本、医療本で「運動しましょう」「食生活を見直しましょう」とくり返し説明されるのは、まず「やるべきこと」で「すぐできること」だからです。
HDL

脂質異常症は脂質の種類によって分類される

コレステロールや中性脂肪の数値によって大きく4種類に分けられます。

血中脂肪分が多すぎても少なすぎても異常症に

血液中の脂肪分にあたるＬＤＬや中性脂肪の数値が高すぎる状態は、かつて「高脂血症」といわれていましたが、２００７年に診断名が「脂質異常症」となりました。ＬＤＬや中性脂肪が多すぎる状態だけでなく、善玉といわれるＨＤＬの値が低すぎる場合も、動脈硬化を進める要因になります。「高いのが悪い」のではなく、「異常値が出ることが悪い」ということを覚えておきましょう。

そのまま放置すると動脈硬化はさらに進行し、心筋梗塞や脳梗塞、狭心症といった病気のリスクが高まります。

脂質異常症の診断基準（空腹時採血）

LDLコレステロール	140mg/dL以上	高LDL コレステロール血症
	120~139mg/dL	境界域高LDL コレステロール血症
HDLコレステロール	40mg/dL未満	低HDL コレステロール血症
トリグリセライド	150mg/dL以上	高トリグリセライド血症
Non-HDLコレステロール	170mg/dL以上	高non-HDL コレステロール血症
	150~169mg/dL	境界域高non-HDL コレステロール血症

※10時間以上の絶食を「空腹時」とする。ただし水やお茶などカロリーのない水分の摂取は可とする。

あくまで基準値ですので数値から外れすぎているからといって、異常だとは言い切れません。

脂質異常症には、

・高LDLコレステロール血症（140mg／dL以上）

・低HDLコレステロール血症（40mg／dL未満）

・高トリグリセライド血症（150mg／dL以上）

・高Non-HDLコレステロール血症（170mg／dL以上）

などの種類があります（生まれつきの体質などに原因がある場合の診断基準は別です）。

悪玉コレステロールが多くなりすぎる**高LDLコレステロール血症は、脂質の**

多い食事や運動不足によって発症します。善玉コレステロールが少ない、**低HDLコレステロール血症は、病気、肥満、喫煙によって発症**します。**中性脂肪が多い高トリグリセライド血症は体質、脂質の多い食事や飲酒が原因**とされています。遺伝的要因が原因になることもあります。

LDLが120～139mg／dLの場合は境界域高LDLコレステロール血症といわれます。狭心症や心筋梗塞など高リスクとなる他の病気などの有無を考慮に入れて、治療の必要があるかどうかを判断します。

初期は自覚症状がない

健康診断結果の通知書を見たとき、基準値から少し外れている程度なら……と放置する人もいるでしょう。しかし、LDLが必要以上に増えることには早めに手を打つべきです。

血管に負担がかかって内側の壁に傷がつき、そこにLDLが蓄積してアテロームという物質が形成されて次第に厚くなります。

アテロームは硬くなってプラークという血管のコブとなり、そのせいで動脈の内側が狭くなったり、内側にある膜が薄くなって破れたりします。破れた膜を修復しようとする血小板などの働きにより、狭心症や心筋梗塞などの危険性を高めてしまいます。

脳や腹部、心臓などにある太めの動脈では、アテロームが破れると血栓が作られ、知らず知らずのうちに動脈が硬くなる動脈硬化がかなり進みます。

その結果、血管が狭くなって血液の流れが滞ったり、つまったりします。

じつは、脂質異常症は、健康診断などで脂質の数値が示されることによって明らかになることも多いです。

このため、初期段階ではほとんどの人に自覚症状がありません。

規則正しい生活で数値改善が期待できる

検査項目で脂質異常の兆候が見られたら、医師との相談のうえで減量などの数値改善の取り組みを始めましょう。生活習慣の乱れが原因の脂質異常症は、規則正しい生活を送ることによって、コレステロールなどの数値を適正範囲にでき、ダイエットにつながることも多いのです。

コレステロールと肝臓は切っても切れない関係にある

肝臓はコレステロールを作る、体内の優秀な工場です。

コレステロールの7割が肝臓で作られる

体内のコレステロールの7割は肝臓で作られます。

たとえば、**消化液である胆汁の主成分は、肝臓で作られるコレステロールです。**胆汁は食べ物に含まれる栄養素などの分解や吸収をサポートしつつ、そのほとんどは小腸で再吸収されていきます。

食べ物や胆汁から小腸に再吸収されたコレステロールは、リポたんぱく質（ＶＬＤＬ、ＨＤＬなど）という水に溶ける粒子の一部である、カイロミクロンとして血流にのって肝臓へ向かいます。

肝臓で合成されたコレステロールや中性脂肪は、リポたんぱく質として全身に運ばれます。ＶＬＤＬ中の中性脂肪は脂肪細胞としてたくわえられ、ＶＬＤＬはＬＤＬに変化してコレステロールを全身に運び、余った分は肝臓へ戻ります。ＨＤＬも全身のコレステロールを回収して肝臓へ戻っていきます。

コレステロールは小腸から吸収される

食べ物からとり入れられるコレステロールは２～３割です。食べ物に含まれるコレステロールは小腸で吸収されますが、吸収率は約２～８割と個人差がかなり大きく、平均で約５割とされています。

体に吸収されなかったコレステロールは便として排泄されます。また、食事に食物繊維をたくさん含む野菜などが多ければ、食べ物の中のコレステロールは体内に吸収されにくくなります。

食物繊維の多い食事を心がけることで得られる、うれしい効果の１つです。

さまざまな役割をこなす肝臓をいたわろう

肝臓は、成人で1kg以上にもなるもっとも人体で大きい臓器です。500以上もの多種多様な役割を担っており、主な役割は左ページの図のような4つです。

現代は量が少なくても食品添加物をはじめ自動車の排気ガス、農薬、化粧品や洗剤、衣料品などに含まれるいろいろな化学物質が体内に取り込まれているので、肝臓は有害な化学物質の解毒に大忙しの状態です。

食べすぎると肝臓は、多すぎる栄養の処理をこなさなければならなくなり、たんぱく質の分解の時に発生するアンモニアなどの有害物質が発生します。この有害物質が、エネルギーを作り出す働きを邪魔します。

食べすぎや飲みすぎ、アルコールの取りすぎ、運動不足や運動のしすぎ、睡眠不足や精神的ストレスも肝臓を酷使して疲れさせてしまいます。

肝臓の負担を減らすために運動や食事の量を調整することも大切ですが、肝臓自体の働きを高める食材もあります。

肝臓の主な役割

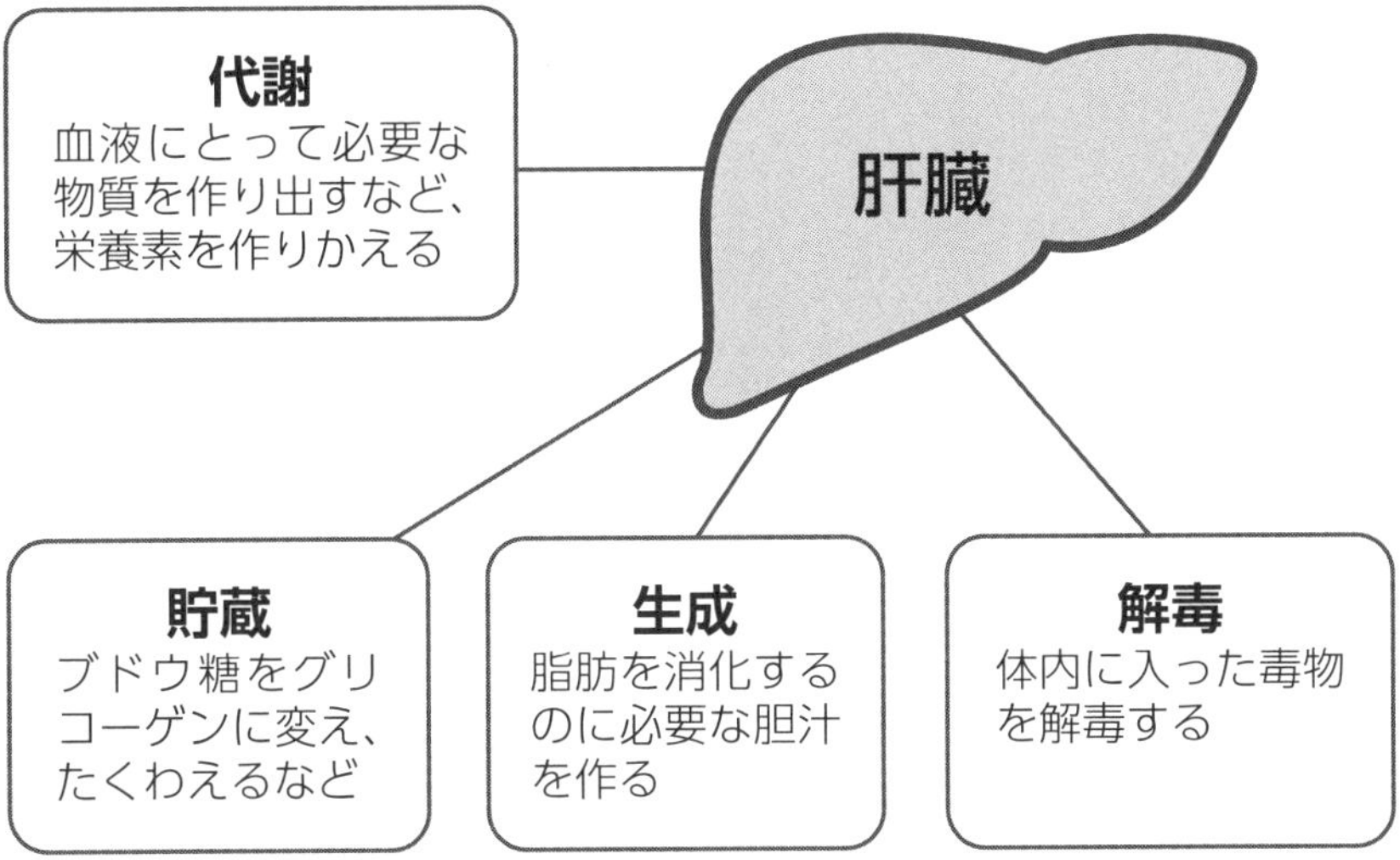
肝臓
代謝
血液にとって必要な物質を作り出すなど、栄養素を作りかえる
貯蔵
ブドウ糖をグリコーゲンに変え、たくわえるなど
生成
脂肪を消化するのに必要な胆汁を作る
解毒
体内に入った毒物を解毒する

ビタミンやミネラル、たんぱく質を摂取することで肝臓の働きが高まるといわれています。ビタミンやミネラルについては120ページを確認しましょう。また、しじみやあさりにはタウリンという成分が肝臓の機能を高める効果があり、二日酔いの朝は梅干を1つ食べると酔いが早くさめるといわれています。

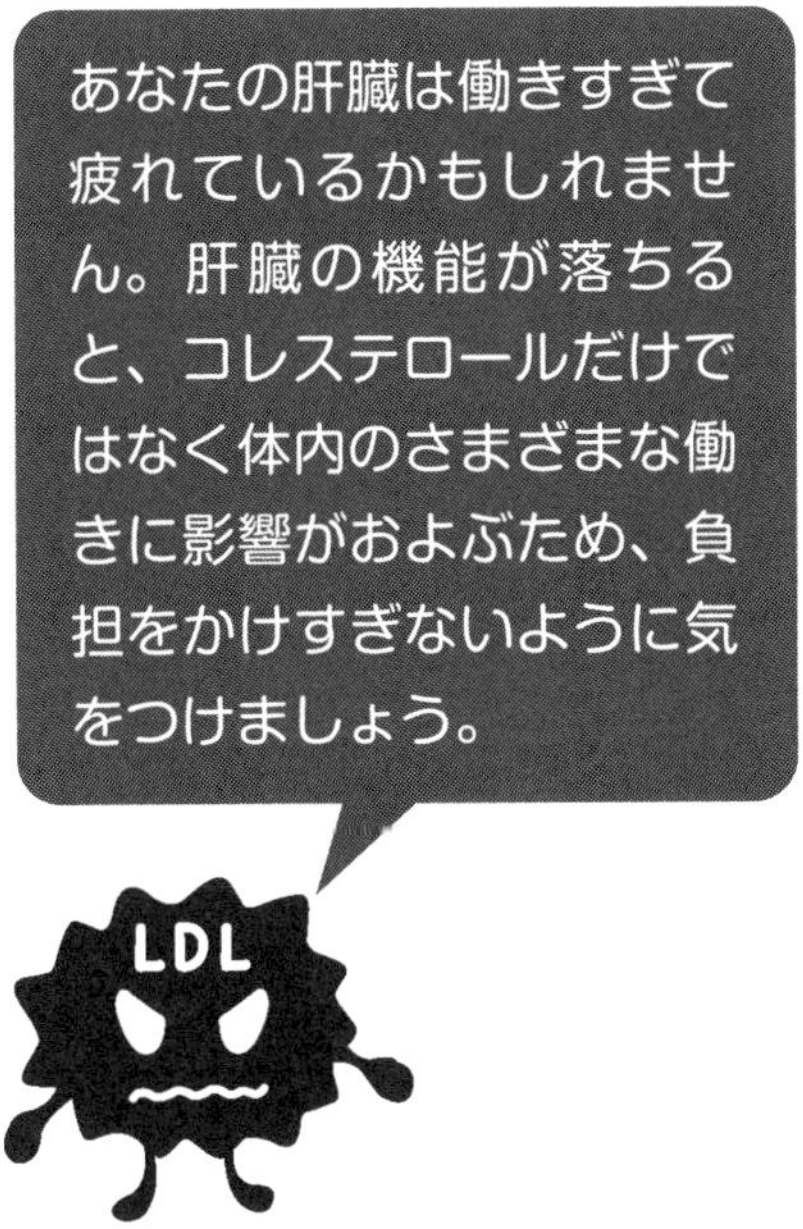
あなたの肝臓は働きすぎて疲れているかもしれません。肝臓の機能が落ちると、コレステロールだけではなく体内のさまざまな働きに影響がおよぶため、負担をかけすぎないように気をつけましょう。
LDL

コレステロールや中性脂肪が悪いというのは誤解

コレステロールや中性脂肪には、それぞれに大事な役割があります。

中性脂肪は内臓を守り、体温を保つ

ここまで、コレステロールや中性脂肪の数値の見方や体内のメカニズムの説明をしてきました。本来、どちらも人間の体にとって必要不可欠な脂質の仲間で、人体の約2割を占めているのが脂肪です。生活習慣病の元凶や、ダイエットにはげむ人の天敵のように思われていますが、**あくまで必要以上に増えすぎることが問題なのであって、なくなればいいというものではありません。**

たとえば、余った中性脂肪は皮下脂肪や内臓脂肪などの体脂肪となってたくわえられます。女性は皮下脂肪をたくわえやすく、男性やとくに閉経後の女性は内臓脂肪がつきやすくなります。

脂肪が増えると肥満を招きやすくなるため、注意が必要です。しかし、脂肪には食べ物などによる刺激をやわらげて内臓を守るクッションとしての役割や、エネルギー源とその貯蔵、体温を一定に保つといった大事な役割があります。

ＬＤＬ自体は悪ではない

ＨＤＬを善玉コレステロール、ＬＤＬを悪玉コレステロールと呼ぶことも多いので、コレステロール、とくにＬＤＬには良くないイメージがあるかもしれません。ただし、ＬＤＬ自体は、決して〝悪玉〟ではありません。

「ＬＤＬはコレステロールを全身に運び、ＨＤＬは余分なコレステロールを回収する」と最初に説明したとおり、全身にコレステロールをむやみにまき散らしているのではありません。

車にたとえれば、ＬＤＬは肝臓から体の各組織にコレステロールを運ぶ配達車、ＨＤＬは収集車のようなものです。コレステロールという荷物は、必要以上に多いと邪魔になり、余った分は量が多すぎると回収しきれません。そのため、あふれてしまったコレステロールはゴミとなり血液中を漂って血管を傷つけるのです。

ＬＤＬをとり込むマクロファージ

ＨＤＬもＬＤＬもそれ自体に悪い作用はありません。しかし、ＬＤＬの量が多すぎると、血管の内膜に入り込むことで傷つけてしまいます。くわえて、中性脂肪も多すぎるとＬＤＬが小型化して、やはり血管の内膜に入りこみます。増えすぎたＬＤＬや小型ＬＤＬは、血管内に入り込むと、活性酸素によって酸化ＬＤＬに変化していきます。そして白血球の一種であるマクロファージがＬＤＬを異物とみなしてどんどんとり込みます。

マクロファージは、自然免疫（生まれつき持っている防御機構）で大事な役割があり、体に侵入した細菌やウィルスなどを食べて消化・殺菌して細菌感染を防ぎます。そしてとり込んだＬＤＬを消化したあとに死んでしまいます。死んだマクロファージのところにコレステロールや脂肪がたまって、プラークという血管のコブに変化します。

こうして動脈の内側がかたくなって血管の弾力性が失われるとひび割れ、血栓をできやすくし、動脈の硬化を進めてしまうのです。

正常な血管と動脈の硬化が進行した血管

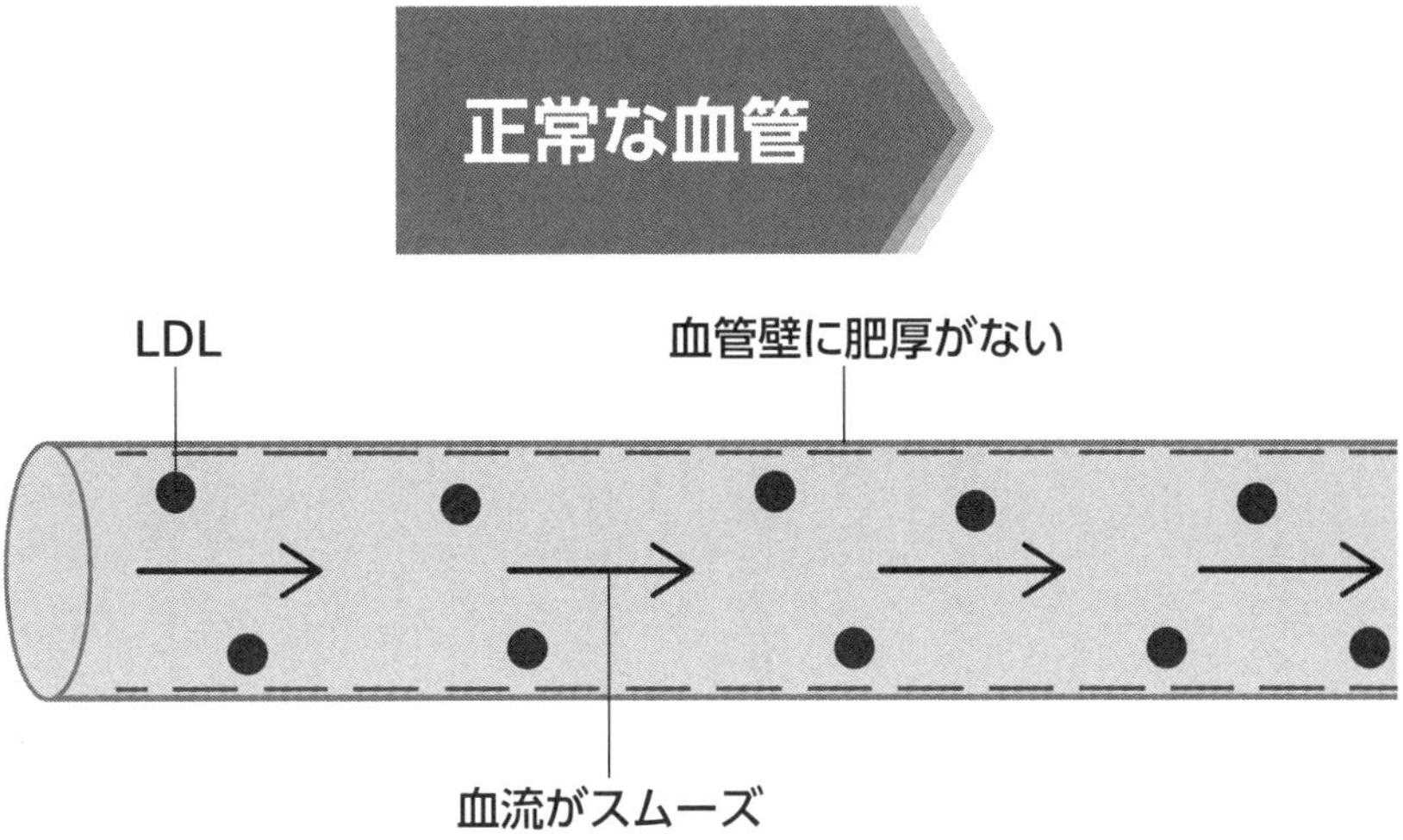
正常な血管
LDL
血管壁に肥厚がない
血流がスムーズ

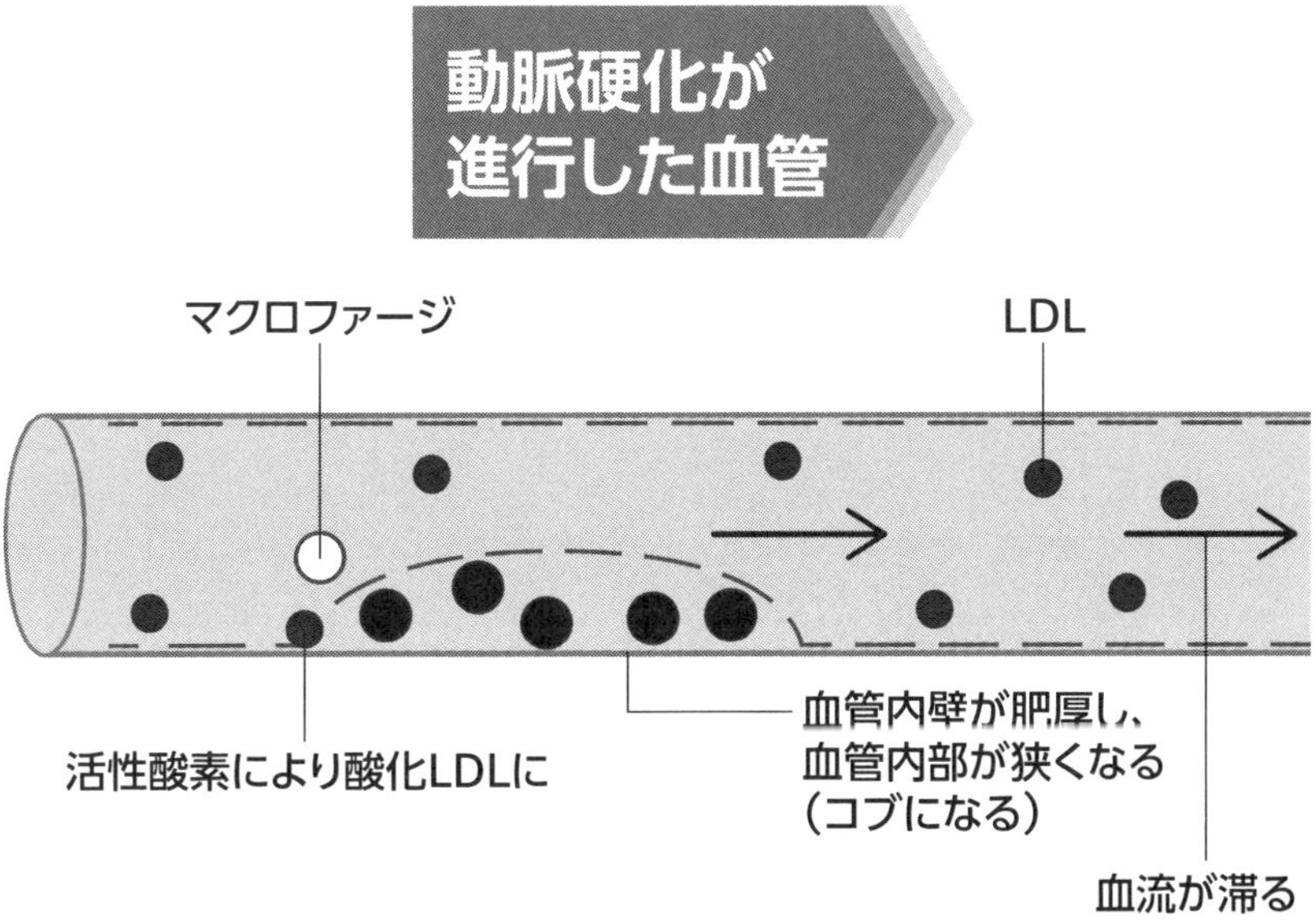
動脈硬化が
進行した血管
マクロファージ
LDL
活性酸素により酸化LDLに
血管内壁が肥厚し、
血管内部が狭くなる
（コブになる）
血流が滞る

コレステロールや中性脂肪の量が多くなると、血管が狭くなり、動脈硬化などが起こります。

コレステロールと中性脂肪の機能は体を作り、維持すること

コレステロールは体を作り、中性脂肪は体を守り動かす働きがあります。

コレステロール不足で起こること

コレステロールには細胞膜の原料になる胆汁の生成という役割があります。ほかにも腎臓の上の副腎という臓器でたんぱく質を代謝したりする、副腎皮質ホルモンや男性・女性らしい体つきを作り出す性ホルモンの合成といったいくつもの重要な役割があります。

基準値よりも数値が高いと動脈硬化を起こす危険度がアップしますが、基準値より低ければ、少なくとも動脈硬化になる可能性は低くなるため、基準値からわずかに外れていてもそれほど問題はないと考えられています。

病気などの原因でコレステロールが不足すると髪や肌が乾燥したり、細菌に感染しやすく

コレステロール・中性脂肪が不足すると起こる体の変化

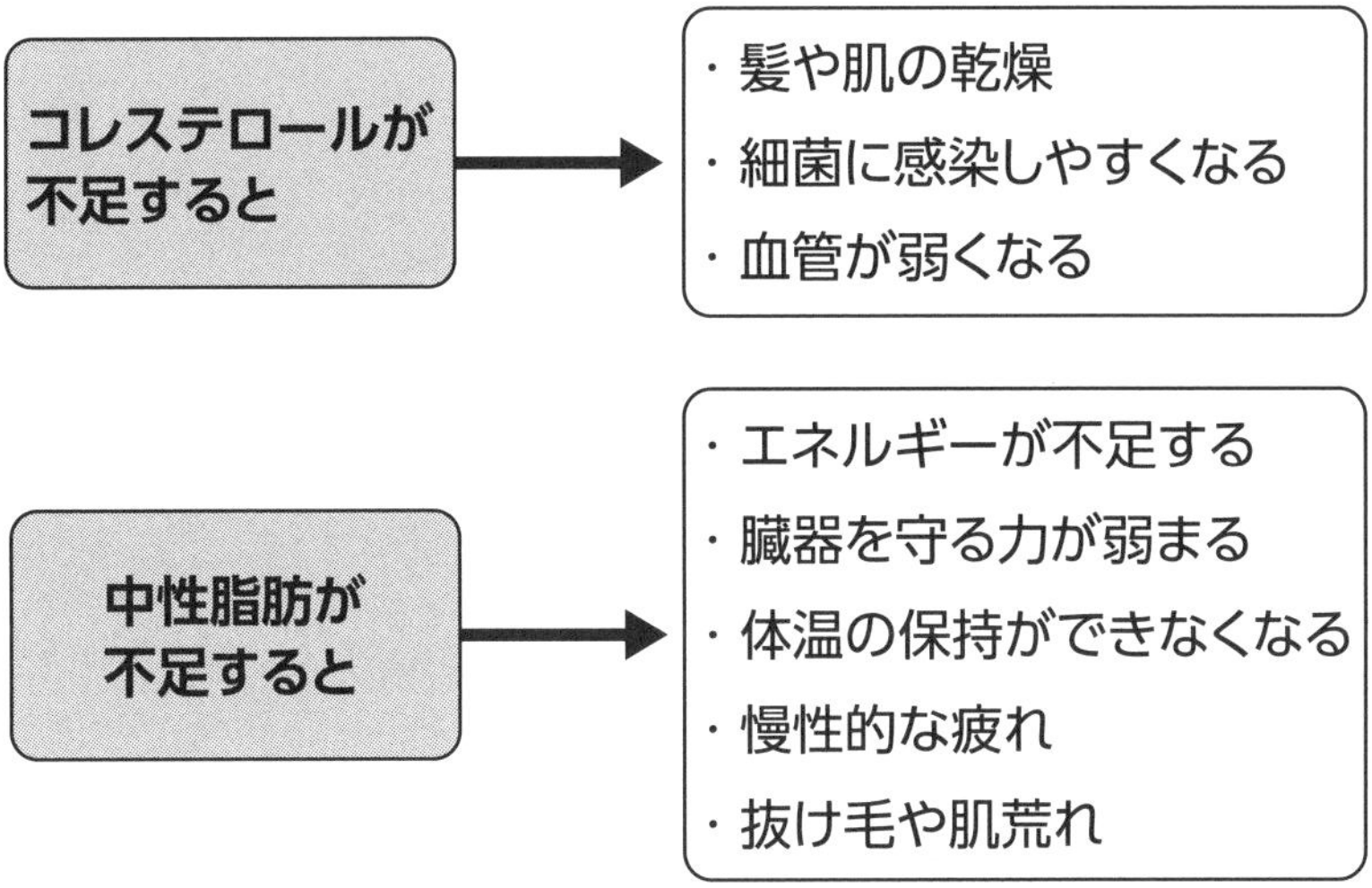
コレステロールが不足すると
・髪や肌の乾燥
・細菌に感染しやすくなる
・血管が弱くなる
中性脂肪が不足すると
・エネルギーが不足する
・臓器を守る力が弱まる
・体温の保持ができなくなる
・慢性的な疲れ
・抜け毛や肌荒れ

悪者にされがちな、コレステロールと中性脂肪はどちらも体の中でちゃんとした役割があります。

なったりします。

コレステロール値が低すぎるのも健康に良くないですが、動脈硬化の問題はないということを覚えておきましょう。

多すぎも少なすぎもＮＧ

コレステロールに対する誤解はほかにもあります。

私たちの体はコレステロール量を一定に調節するため、近年、食事は血液中のコレステロール値に直接影響しないとされています。

とはいえ、食事から体内にとり入

れられるコレステロールは一般的にとりすぎの傾向にあるので、摂取量のコントロールは必要です。

また、**中性脂肪には体のエネルギー源となる、臓器を守る、体温を保持するなどの大事な役割があります。**多すぎるのも問題ですが、少なすぎると必要なときにエネルギー補給ができなくなります。

極端な食事制限や過度な運動によって中性脂肪が不足すると、慢性的な疲れ、低体温、肌荒れや抜け毛などが起こることもあります。

中性脂肪が分解されないと乳《にゅう》びが生じる

食事をして体内にとり入れられた中性脂肪が分解されるまでには、時間がかかります。そのため、食後に間を置かずに採血すると、「乳び」が見られます。

乳びとは、血液が固まったときにできる薄黄色の上澄み部分（血清）が、乳白色である状態です。

これは、食事で摂取した中性脂肪が分解されず、血液中にほぼカイロミクロンが残っているために生じます。

健康な人は通常、食事の約4時間後に乳びの状態のピークを迎え、徐々に低下しますが、脂質異常症などの病気で脂肪を分解・代謝する酵素がうまく機能しない、または不足するときは、時間がたっても乳びの状態が続きます。

食後間を置かずに血液検査をすると、乳びにより中性脂肪やコレステロールの値が変化する場合があります。正確な数値が測れないため、脂質異常症の診断や治療効果を確認するには食後12時間は絶食したほうがいいのです。

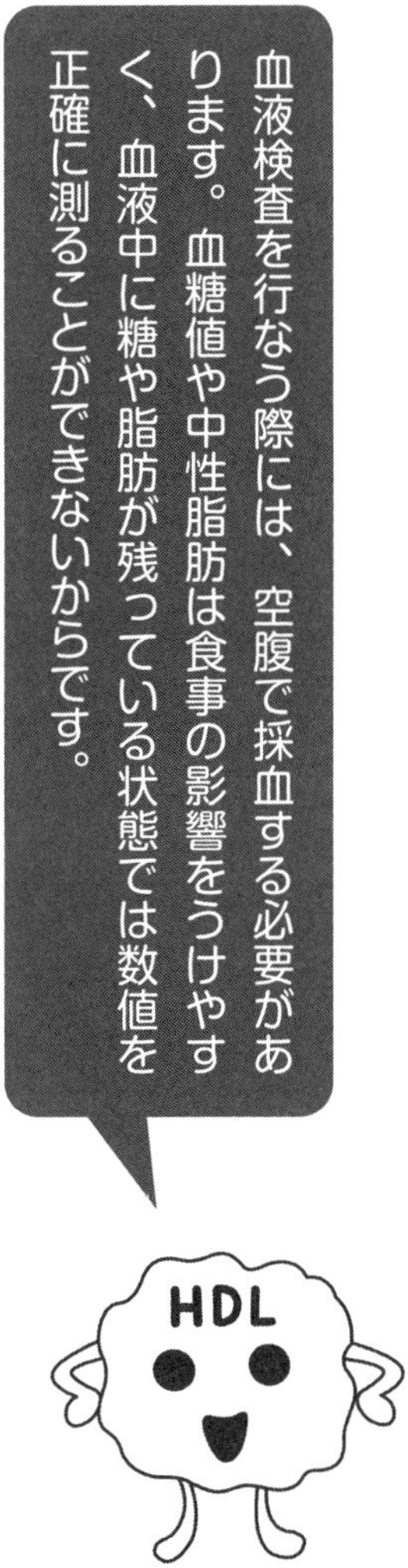
血液検査を行なう際には、空腹で採血する必要があります。血糖値や中性脂肪は食事の影響をうけやすく、血液中に糖や脂肪が残っている状態では数値を正確に測ることができないからです。
HDL

動脈硬化をもっとも進める第3のコレステロール

善玉、悪玉以外のコレステロールの存在が明らかになってきています。

動脈硬化の真犯人は、レムナントコレステロール？

ＬＤＬコレステロールの数値が下がれば、動脈硬化のリスクが低くなることは事実です。

その一方で、心筋梗塞を起こした人の半数近くが、じつは正常範囲内の数値だったというデータもあります。

ＬＤＬ以外にも動脈硬化の原因となる物質があると考えられており、近年の研究で、動脈硬化を引き起こす要因として、善玉でも悪玉でもない第３のコレステロールの存在が明らかになってきました。

それは、リポたんぱく質のカイロミクロンやＶＬＤＬから、中性脂肪を除いた、レムナン

Non-HDLコレステロール の計算方法

例

総コレステロール	159mg/dL
LDLコレステロール	65mg/dL
HDLコレステロール	87mg/dL

（総コレステロール） （HDL） （Non-HDL）
159 − 87 = 72 このなかにレムナントコレステロールが含まれる

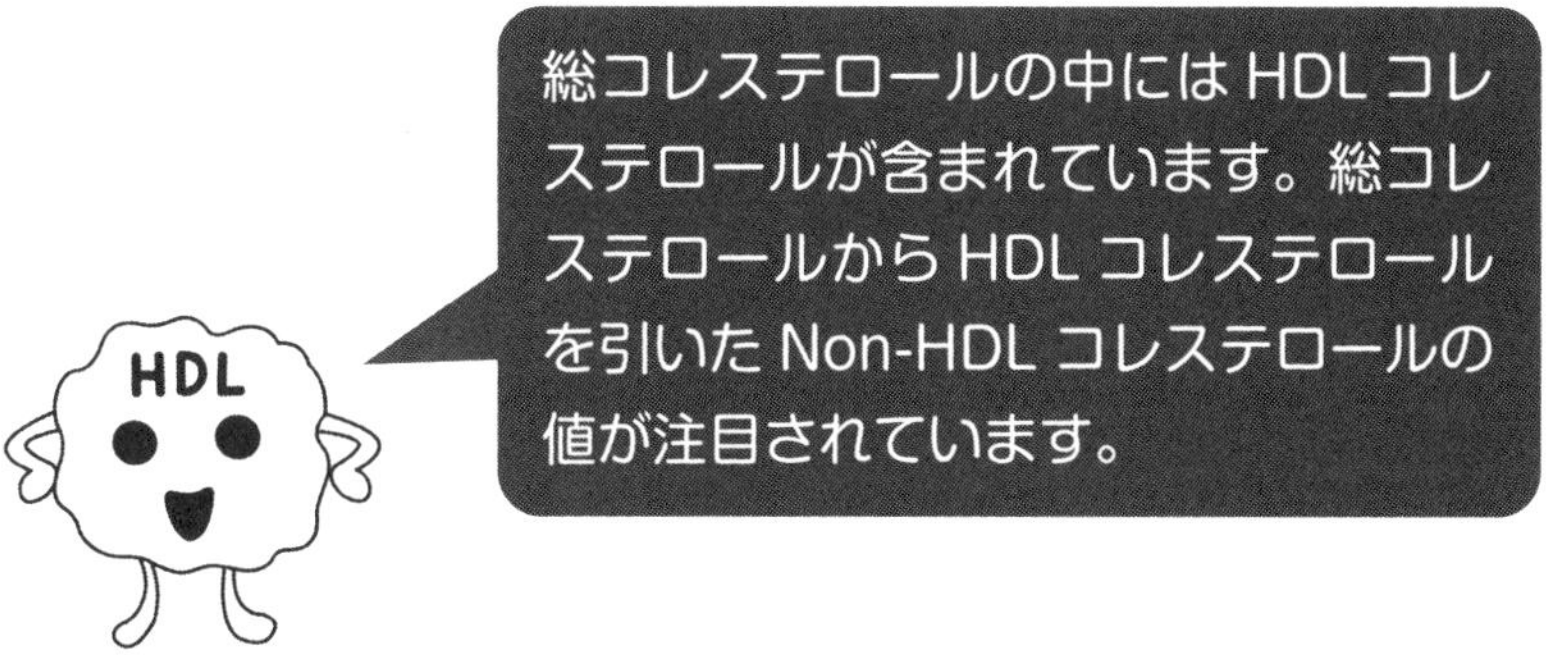
HDL
総コレステロールの中にはHDLコレステロールが含まれています。総コレステロールからHDLコレステロールを引いたNon-HDLコレステロールの値が注目されています。

トコレステロールというものです。レムナントとは英語で「残りかす」という意味です。

代謝中に作られる

レムナントコレステロールは、リポたんぱく質が分解されるときに生じる中間代謝産物（代謝の途中段階で作られる物質のこと）で、健康な人の場合、すぐ肝臓にとり込まれます。

しかし、運動不足や肥満などが原因となる脂質異常症の前段階であるメタボリックシンドロームの人の場合、レムナントコレステロールは何らかの理由で血液中に長時間とどまって動脈に侵入し、動脈内に脂質をためていきます。

白血球の一種であるマクロファージは、ＬＤＬが酸化した酸化ＬＤＬとレムナントコレステロールをとり込んでいきます。

マクロファージには、レムナントコレステロールを多くとり込むという特性があります。「レムナントコレステロール」は動脈硬化を起こしやすいコレステロールともいわれています。

レムナントコレステロールは健康診断表のＮｏｎ－ＨＤＬコレステロールの数値に含まれています。この、Ｎｏｎ－ＨＤＬコレステロールとは、総コレステロールから善玉であるＨＤＬコレステロールを引いた数値のことです。血液中には悪玉であるＬＤＬコレステロール、レムナントコレステロールとは別の悪玉も存在しており、その悪玉の総量を表わすのがＮｏｎ－ＨＤＬコレステロールの値です。

インスリンが正常に機能していない人に多い症状

レムナントコレステロールは肥満、糖尿病、脂質異常症の人に多いとされています。肥満

や運動不足など、さまざまな原因によってインスリンが筋肉や脂肪組織、肝臓などでじゅうぶんに動いていなかったり、インスリンの分泌異常が認められる場合、レムナントコレステロールは血液中に長くとどまります。

そのため、インスリンが正常に働いていない場合は、レムナントコレステロールの増加が見られます。

閉経後の女性はエストロゲンが減少しているためインスリンが分泌されているにもかかわらず、働きが鈍くなっています。

また、閉経後の女性は、食後にレムナントコレステロールが増加するので、インスリンが効きづらく脂質異常症になりやすいことに注意しなければなりません。

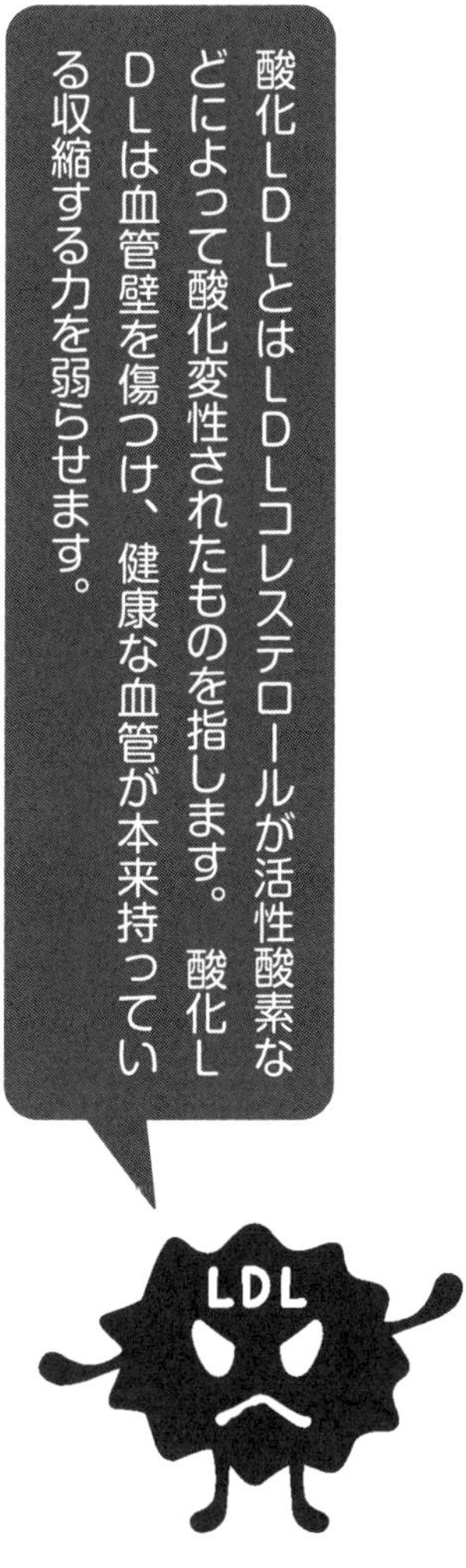
酸化ＬＤＬとはＬＤＬコレステロールが活性酸素などによって酸化変性されたものを指します。酸化ＬＤＬは血管壁を傷つけ、健康な血管が本来持っている収縮する力を弱らせます。
LDL

健康のために知っておきたい話①

メタボリックシンドロームの基準値

メタボリックシンドロームの基準は、日本では腹部肥満を基準にしています。男性の85㎝以上、女性は90㎝以上が要注意とされますが、腹囲を基準とするのは、腹囲を支える腹膜の内臓脂肪を計るためです。

腹囲の値に加え、次の項目に2つ以上当てはまると、メタボリックシンドロームと診断されます。

□中性脂肪が150㎎／dL以上
　HDLコレステロール値が40㎎／dL未満
□最大血圧が130㎜Hg以上・
　最小血圧が85㎜Hg以上
□空腹時の血糖が110㎎／dL以上

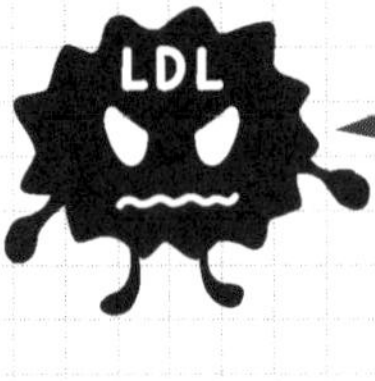

不健康な生活からメタボリックシンドロームになり、やがて動脈硬化を引き起こします。「動脈硬化が起こることで脳梗塞や心筋梗塞につながる」という流れを覚えておきましょう。

part 2

女性の体とコレステロールの関係は？

健康診断表の結果を正しく判断し、健康管理に役立てる

まずはコレステロールと中性脂肪のことを知り、自分の数値を知りましょう。

健康診断表の値を知ることが、生活改善への第一歩

コレステロールと中性脂肪の値は、血液検査をすることでわかります。健康診断表によっては、項目ごとに正常値（基準値）が示してある場合と、正常値を示さず「正常範囲内」「軽度異常」「要再検査」などと表示されている場合があります。

また「Ａ」「Ｂ」「Ｃ」「Ｄ」「Ｅ」と、判定がアルファベットで表示されているものもありますので、健康診断表の説明書きをよく読むようにしましょう。

すでに知られているとおり、「脂質」項目の「総コレステロール」とは、ＬＤＬコレステロールやＨＤＬコレステロールなどを合計した血液中のコレステロールの総量を指します。

日本人間ドック学会の定める
コレステロール・中性脂肪それぞれの判定基準

検査項目（単位mg/dL）	A 異常なし	B 軽度異常	C 要再検査・生活改善	D 要精密検査・治療
HDLコレステロール	40以上	—	35－39	34以下
Non-HDLコレステロール	90－149	150－169	170－209	89以下、210以上
LDLコレステロール	60－119	120－139	140－179	59以下、180以上
中性脂肪	30－149	150－299	300－499	29以下、500以上

血液検査や健康診断の「脂質系検査」の項目を見ることで数値がわかります。

「HDLコレステロール」は善玉「LDLコレステロール」は悪玉、といわれています。

「Non-HDLコレステロール」は、総コレステロールから善玉であるHDLコレステロールを引いた数値のことです。

「中性脂肪」は、体内に存在する脂質（脂肪）のことです。

また、活動するためのエネルギー源で体温を一定に保ったり臓器を守るクッションの役目をしています。

これらは判定を見るだけでなく、数値の意味を理解して健康管理につなげましょう。

脂質異常症と診断されたら？

これらのコレステロール・中性脂肪の項目には、53ページの表のような正常範囲の目安となる基準値が定められています。ふつうこの基準値の範囲を超えたりそれ未満だったりすると、「脂質異常症」と診断されます。

脂質異常症には、ＬＤＬコレステロール値が高すぎる「高ＬＤＬコレステロール血症」、中性脂肪の値が高すぎる「高中性脂肪血症」、ＨＤＬコレステロールが基準値に満たない「低ＨＤＬコレステロール血症」の3種類があります。

とくに注意したいのが、ＨＤＬコレステロールの値です。ＨＤＬコレステロールには血液中の余分なコレステロールを肝臓に送る役目があるため、値が低すぎないほうがいいとされています。

また、一つひとつの数値だけでなく、それぞれの値のバランスも考慮することが必要です。ＬＤＬコレステロールだけが高い人より、ＨＤＬコレステロール値が低く中性脂肪が高い人のほうが、病気へのリスクが高いともいわれています。

まずは生活習慣の改善から

数値が思わしくなかったからといって、すぐに薬を服用しなくてはならないというわけではありません。

数値や持病のあるなし、医師の判断にもよりますが、**まずは一定期間、生活習慣の改善を行ない、それでも効果が得られなかった場合の最終手段として、薬物治療の適応を検討すべきだとされています。**

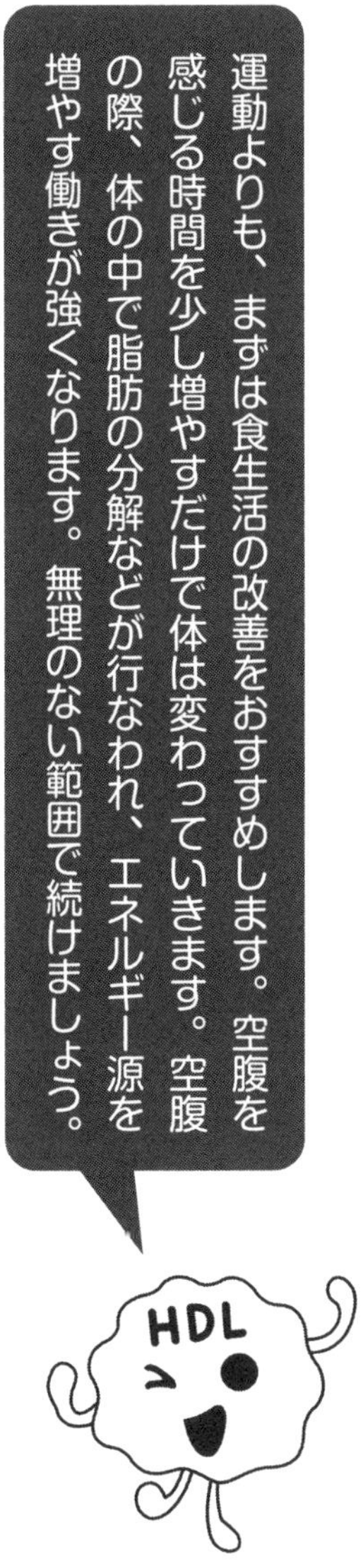
運動よりも、まずは食生活の改善をおすすめします。空腹を感じる時間を少し増やすだけで体は変わっていきます。空腹の際、体の中で脂肪の分解などが行なわれ、エネルギー源を増やす働きが強くなります。無理のない範囲で続けましょう。
HDL

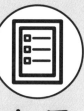

男女で異なるコレステロールと中性脂肪の基準値

卵巣機能が低下すると、コレステロールや中性脂肪の値に大きく影響します。

女性の「LDLコレステロール」値は55～59歳でピーク

コレステロール値や中性脂肪が高くなる年代は、男女で異なることがわかっています。左ページの表を見てみましょう。

一般的に男性のLDLコレステロールと中性脂肪は40～49歳がピークとなり、そのあと加齢とともに下がっていきます。

これに対して**女性の「LDLコレステロール」の数値は、50代前半で男性を追い抜き、55～59歳でピーク、そのあとも高い数値が続きます。**

また、**中性脂肪は男性よりかなり低いとはいえ、歳を重ねるごとに高くなり、60代まで上**

男女別、年齢別のLDLコレステロール・中性脂肪の平均数値

■男性　■女性

LDLコレステロール

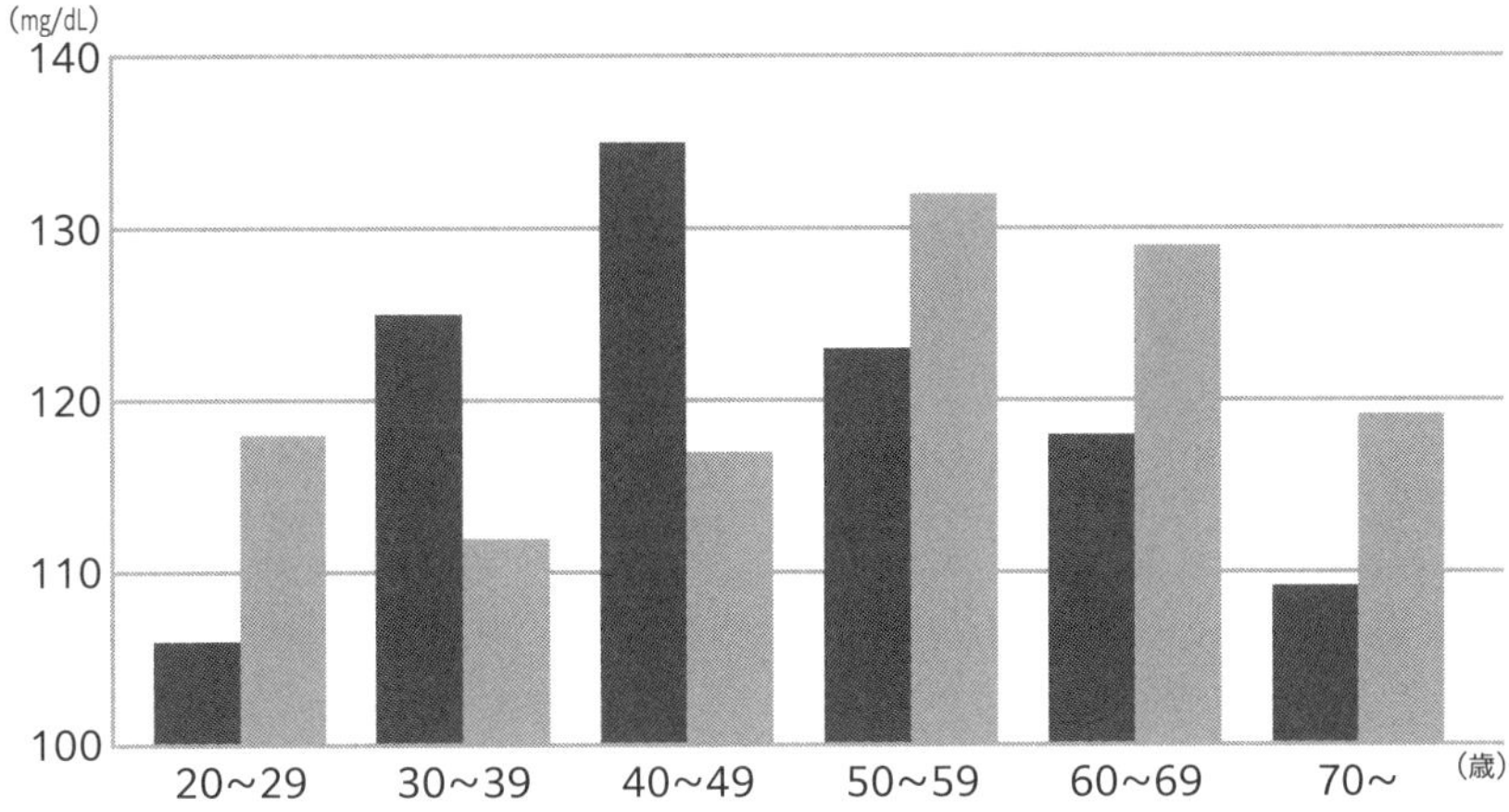

中性脂肪

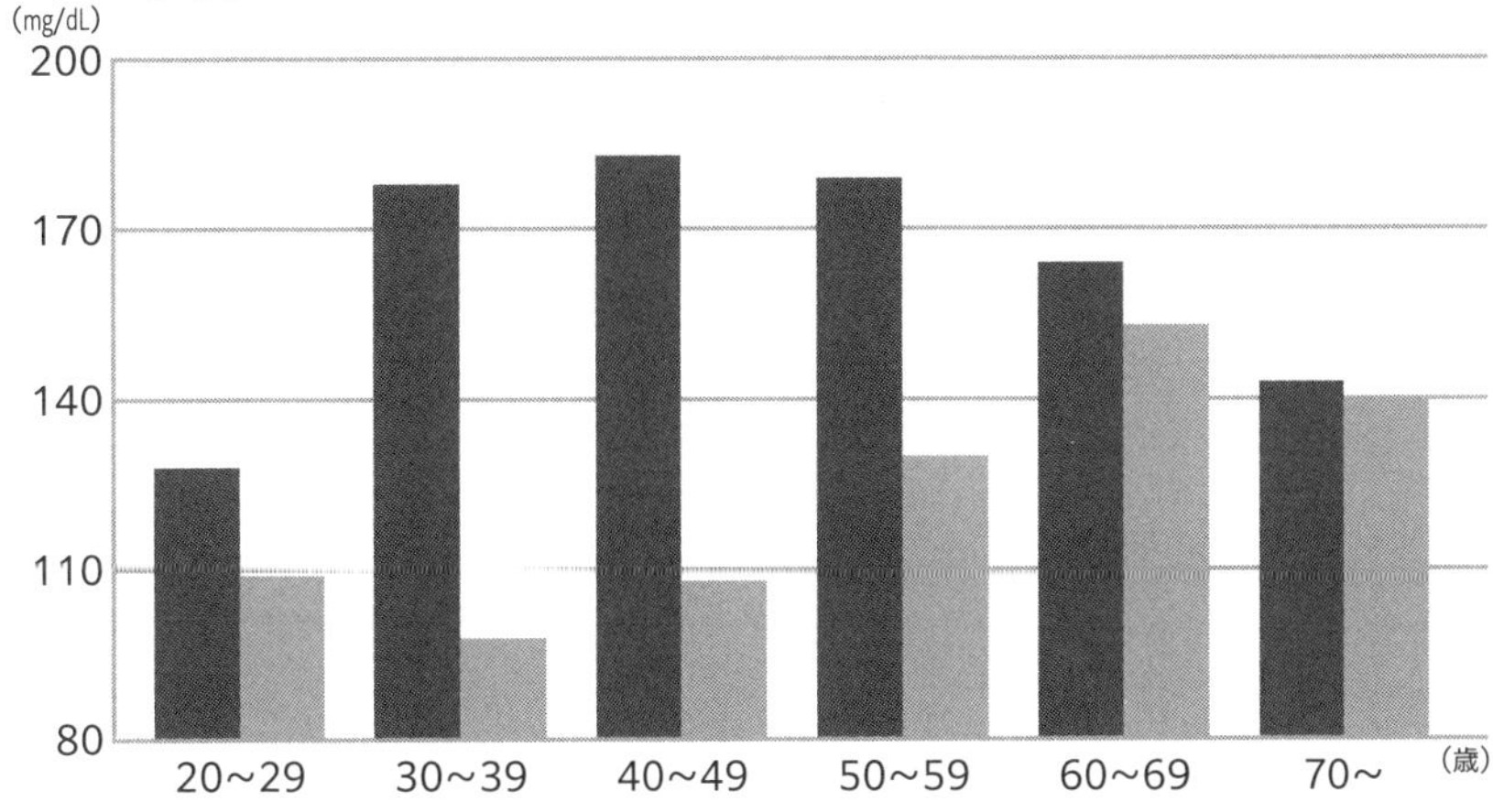

国立健康・栄養研究所による調査結果2019を元に作成

男性と女性ではどの数値もかなり差があることがわかる。

昇を続けます。

女性の50代といえば、更年期のころ。つまり卵巣機能の低下が、コレステロールや中性脂肪の値に大きな影響を与えているのです。

ところが多くの医療機関で、日本動脈硬化学会の「LDLコレステロールの正常値は60～119㎎／dL」という国際的な男性の臨床試験結果を、女性にも無理やり当てはめようとしています。

これは、健康診断表の基準値においても同様のことがいえました。

性別・年齢で基準値は異なる

2014年4月、日本人間ドック学会から男女別の新基準値が発表されたため、検査機関や医師がどちらの基準をもとにするかによって、診断結果と治療方針が大きく異なっているのが現状です。

日本人間ドック学会発表の基準値によりますと、総コレステロールとLDLコレステロールの女性の基準は年齢別で設定されています。

2つの基準値

日本人間ドック学会が定める新基準値			動脈硬化学会の基準値
項目	男性	女性	男女共通
中性脂肪	39～198mg／dL	32～134mg／dL	30～149mg／dL
総コレステロール	151～254mg／dL	30～44歳＝145～238mg／dL	140～199mg／dL
		45～64歳＝163～273mg／dL	
		65～80歳＝175～280mg／dL	
LDLコレステロール	72～178mg／dL	30～44歳＝61～152mg／dL	60～119mg／dL
		45～64歳＝73～183mg／dL	
		65～80歳＝84～190mg／dL	

女性の基準値は、年齢別に分けられています。

これらは、現在健康診断で「異常なし」とされる値より、かなり高めに設定されています。

「中性脂肪」「総コレステロール」「LDLコレステロール」の男女別の基準値を見ると、これまで脂質異常症と診断された値も、多くが正常範囲内であることがわかります。

こうした数字の見方がわかれば、必要以上に心配することがなくなるはずです。

閉経後の女性ホルモンの低下はコレステロール値にも影響する

エストロゲンが減少すると、女性の体にさまざまな変化が現われます。

女性の体を守るエストロゲン

ホルモンは、体のさまざまな働きを調整する大切な物質です。コレステロールとの関係を説明する前に、まずその働きを紹介します。

数あるホルモンの中で、女性の卵巣でつくられているのが女性ホルモンです。女性ホルモンには「エストロゲン（卵胞ホルモン）」と「プロゲステロン（黄体ホルモン）」の2種類があります。妊娠や出産を支える、女性にとって重要なホルモンで、年齢によって分泌量は変化していきます。

なかでも、さまざまな臓器に働きかけて女性の体を守ってくれる役割もあるエストロゲン

エストロゲンの主な働き

- 月経、妊娠、出産に関する働き
- 女性らしいボディバランスをつくる
- 血管の老化防止
- コレステロールバランスの調整
- 骨を丈夫にし、バランスのいい骨量を維持する
- 美肌の維持
- ツヤのある髪の生成
- 肌の代謝促進
- 自律神経の安定

上記項目を見ると、エストロゲンが女性の体の中で重要な役割を担っていることがわかります。

は、20～30代をピークに徐々に減っていきます。

卵巣の働きが急激に低下して、エストロゲンの分泌量が減少する更年期に、「更年期障害」とよばれる不調を訴える女性が多くなるのはこのためです。

閉経後の体の変化

女性ホルモンの分泌量が減少する閉経後は、循環器や消化器、呼吸器などの活動を調整する自律神経が乱れて、さまざまなトラブルが起こります。

とくに**卵胞でつくられるエストロゲンの減少による影響は大きく、「高コレステロール血症」「動脈硬化」「冠不全《かんふぜん》」などを引き起こしやすくなります。**エストロゲンはＬＤＬコレステロールや中性脂肪を抑えて、ＨＤＬコレステロールを増やす働きもしています。閉経後、急にＬＤＬコレステロールや中性脂肪の値が上昇し、ＨＤＬコレステロール値が下がるのは、エストロゲンの分泌が低下するからです。

生理不順も、エストロゲン低下のサイン

通常、体の中では月経周期に伴って、女性ホルモンの量が変化します。排卵期にはエストロゲンが増えていき、ピークを迎えると減少します。

これらの変化は、脳の間脳という部分で調節されています。間脳が生活環境の変化や精神的・肉体的なストレスを受けると、卵巣に影響をおよぼし女性ホルモンの分泌が抑えられ、生理不順が起こります。

不規則な生活が続いたり、無理なダイエットをすると、エストロゲンの分泌が低下して生理不順になることがあります。

女性の年齢別、エストロゲンの血中濃度

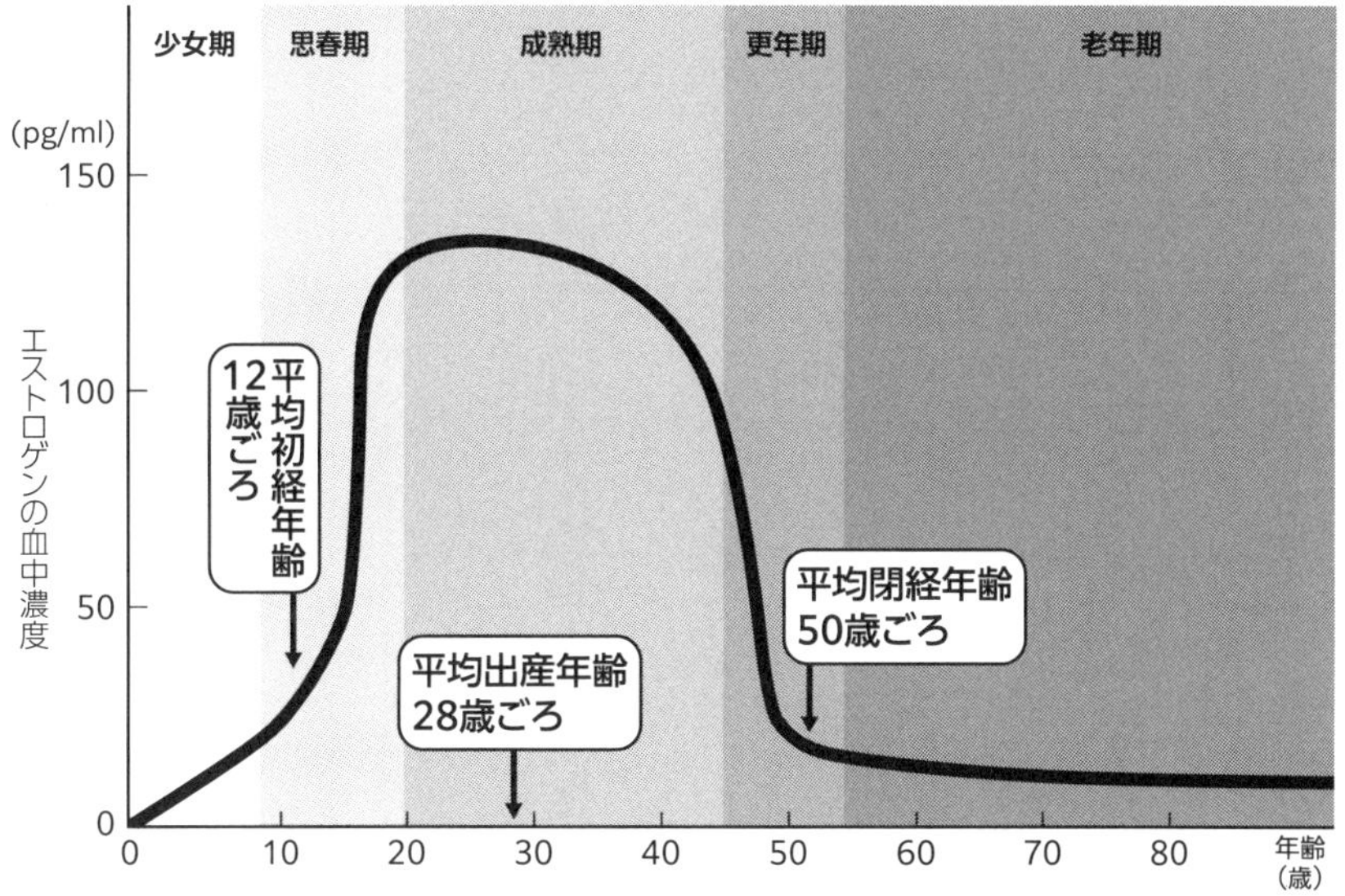

女性医学ガイドブック更年期医療編2014年版を元に作成

50歳をすぎるころから分泌がわずかになります。

ほかにも過度の精神的ストレス、過労による肉体的ストレス、冷えや肥満傾向が続くことでも、ホルモンバランスが乱れ、生理不順や無月経になることがあります。

体のなかでどんな異変が起こっているかは気づきにくいもの。エストロゲンの分泌量が減ると、LDLコレステロールや中性脂肪の値が上昇しますが、自分では気がつかず、見逃してしまうことが多いのです。

健康な体を維持するため、定期的に健康診断を受けましょう。

「コレステロール値が高いと冠状動脈疾患になる」の真実

高コレステロール血症が、冠状動脈疾患の危険要因となるかどうかは男女で異なります。

コレステロール値と冠状動脈疾患のリスクの関係

冠状動脈疾患とは、心臓に血液を供給する冠状動脈で、血液の流れが悪くなり心臓に障害が起こる病気のことです。代表的なものに心筋梗塞があります。

また近年では、コレステロール値の変化に男女差が見られることがわかり、2012年に「動脈硬化性疾患予防ガイドライン」が改定されました。これによれば、**女性の場合、40～50代でコレステロール値が急に高くなったからといって、冠状動脈疾患のリスクが高まるというわけではない**ことがわかります。

喫煙による体の変化

ビタミンＣの大量消費 喫煙によって発生した酸素が体内を傷つけ、その修復のために大量のビタミンＣが使われます。 ビタミンＣが不足すると肌の老化が早まります。	たるみやシワ、肌あれの原因になるほか病気に対する抵抗力が弱まります。
血行の悪化とメラニンの沈着 毛細血管の収縮から肌への酸素や栄養の運搬が不足するほか、たばこに含まれる色素が肌に沈着します。	肌の黒ずみが、しみやそばかすの原因になります。 ビタミンＣの不足から肌の回復力も弱まります。
エストロゲンの分泌量が不足する	無月経や生理不順が起こります。
ニコチンなどの有害物質が体内に吸収される	肺機能、運動機能の低下だけでなく発がん性が高まります。

喫煙により運動能力が低下する、肺の機能が低下することなどは知られています。 その他にも肌の調子や月経にも大きな影響を与えます。

本当の敵は喫煙や糖尿病

冠状動脈疾患の原因となる動脈硬化のリスクを高める要因に、ＬＤＬコレステロールが１４０mg／dL以上の状態である「高コレステロール血症」があります。

ほかにも高血圧、喫煙、糖尿病、肥満などがあげられます。それらが心筋梗塞の発症に関わる割合は、男女で明らかに違います。

男性の場合、高血圧、喫煙、糖尿病、高コレステロール血症が主な危険因子とされ、高ＬＤＬコレステロール血症の人は、そうでない人よりも心筋梗塞になる確率が高くなっています。

一方、女性では喫煙、糖尿病、高血圧が危険因子ですが、高ＬＤＬコレステロール血症は危険因子とはされていません。喫煙は８・２倍、糖尿病は６・１倍、高血圧は５倍と、いずれもそうでない人よりも動脈硬化のリスクが高まることがわかりました。

しかし、高ＬＤＬコレステロール血症の人とそうでない人では、心筋梗塞になるリスクの差は確認されていません。

このように、高コレステロール血症であることが冠動脈疾患の危険因子となるかどうかは、男女で異なることがわかったのです。

喫煙は、冠状動脈疾患や脳卒中の危険因子

昔から万病のもとといわれてきた喫煙は、とくに冠動脈疾患や脳卒中の危険因子となることが、数多くの研究で証明されています。

脳卒中の死亡者を、たばこを吸わない人と比較して見ましょう。すると、１日20本内でも死亡率は１・６倍、21本以上ですと２・17倍にもなります。同じく脳梗塞の死亡者は、１日

20本位内で2・97倍、21本以上で3・96倍、冠動脈疾患では20本以内で1・56倍、21本以上で4・05倍と喫煙者のほうが高い値になっています。

女性の脳卒中死亡者をみますと、1日20本以内で1・42倍、21本以上で3・91倍、脳梗塞では1日20本以内で1・75倍、21本以上では2・31倍にもなります。

近年は健康志向が高まり、喫煙できる場所も減ってきたりしていることもあってか、男性の喫煙者はどの年齢層でも年々減少していますが、女性はほぼ横ばいで、20〜30代では増える傾向にあります。

たばこを吸う女性の閉経年齢は、吸わない女性と比べると2年も早いこと、また喫煙量の増加が閉経を早めることもわかっています。

閉経が早まれば、エストロゲンに守られている期間も短くなります。疫学調査の報告によると、実際に喫煙者が早期に閉経を迎えると、心血管疾患の発症リスクを高めることがわかっています。また、たばこは中性脂肪やコレステロール、血圧を低下させるといった、エストロゲンによる体によい作用を抑制してしまうという報告もされています。

女性にとって喫煙は、動脈硬化の重大な危険因子であることを認識すべきでしょう。

コレステロールをコントロールする体の機能

肝臓では、体内のコレステロールが一定になるようにバランスを調整しています。

コレステロールは主に、体内で作られる

人間の体になくてはならないコレステロールは、体内で1日に1～1・5gが合成されています。これに対して食べ物から摂取されるコレステロールは、0・3～0・5gとされています。先述のとおり、コレステロールは食べ物からは2～3割程度しか摂取されておらず、体内で7～8割が作られています。

肝臓はコレステロールを調整する

もともと体内で作られるうえに、食べ物からとり入れたら、血液中のコレステロールがど

体内のコレステロールの割合

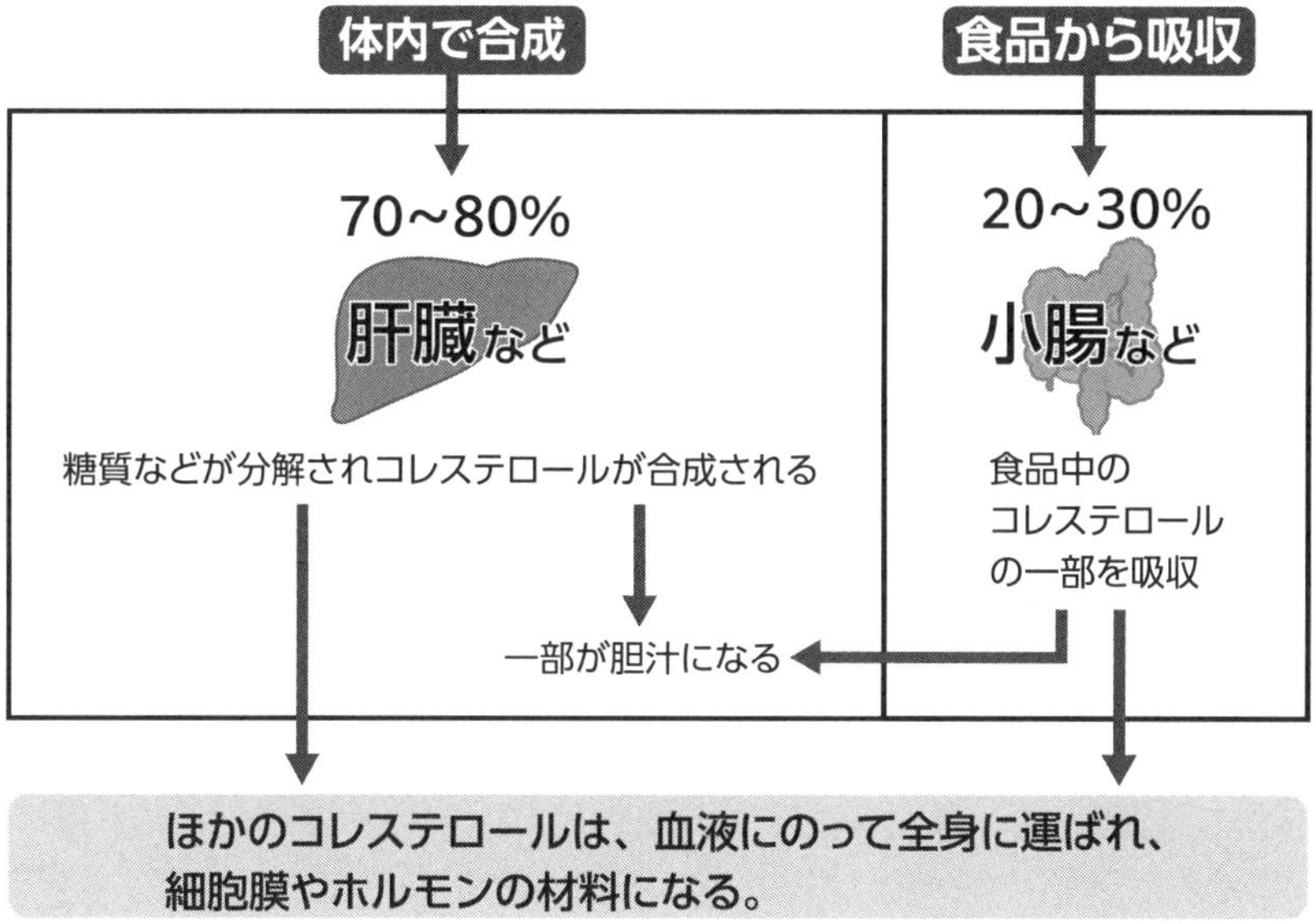

コレステロールの7~8割は、体内で作られています。

んどん増えてしまうのではと、心配される人もいるでしょう。でも、心配はいりません。なぜなら、体内にはコレステロールを調整する機能が備わっているからです。

　コレステロールは主に肝臓で作られます。まず食べ物に含まれているコレステロールが体内にとりこまれると、いったん肝臓にたくわえられたあと分解されます。

　このように**肝臓は、コレステロールを作る工場であり、貯蔵庫であり、排出場でもあります。**

多すぎたコレステロールを排出する

食べ物からとったコレステロールが多くなると、肝臓はコレステロールをつくる量を減らして上手に調節する仕組みになっています。

またコレステロールが過剰になった場合、肝臓の酵素によって分解され、胆汁酸となります。そして胆汁として胆のうに送られると、最後に小腸に送られ、便となって排出されます。このように、肝臓では体内のコレステロールが一定になるように、上手に調整しているのです。健康な人では、100～150gのコレステロールが体内にあり、細胞の外から必要な栄養素をとり込み、不要な老廃物を排出する手助けをするなどの働きをしているのです。

コレステロールは生命維持に必要な要素

コレステロールは、たんぱく質や炭水化物とともに三大栄養素といわれる脂質の一種であり、生命を維持する大切な役割を担っています。

コレステロールが減少すると免疫力が低下して、感染症やがんなどの病気へのリスクが高

コレステロールを排出する肝臓のしくみ

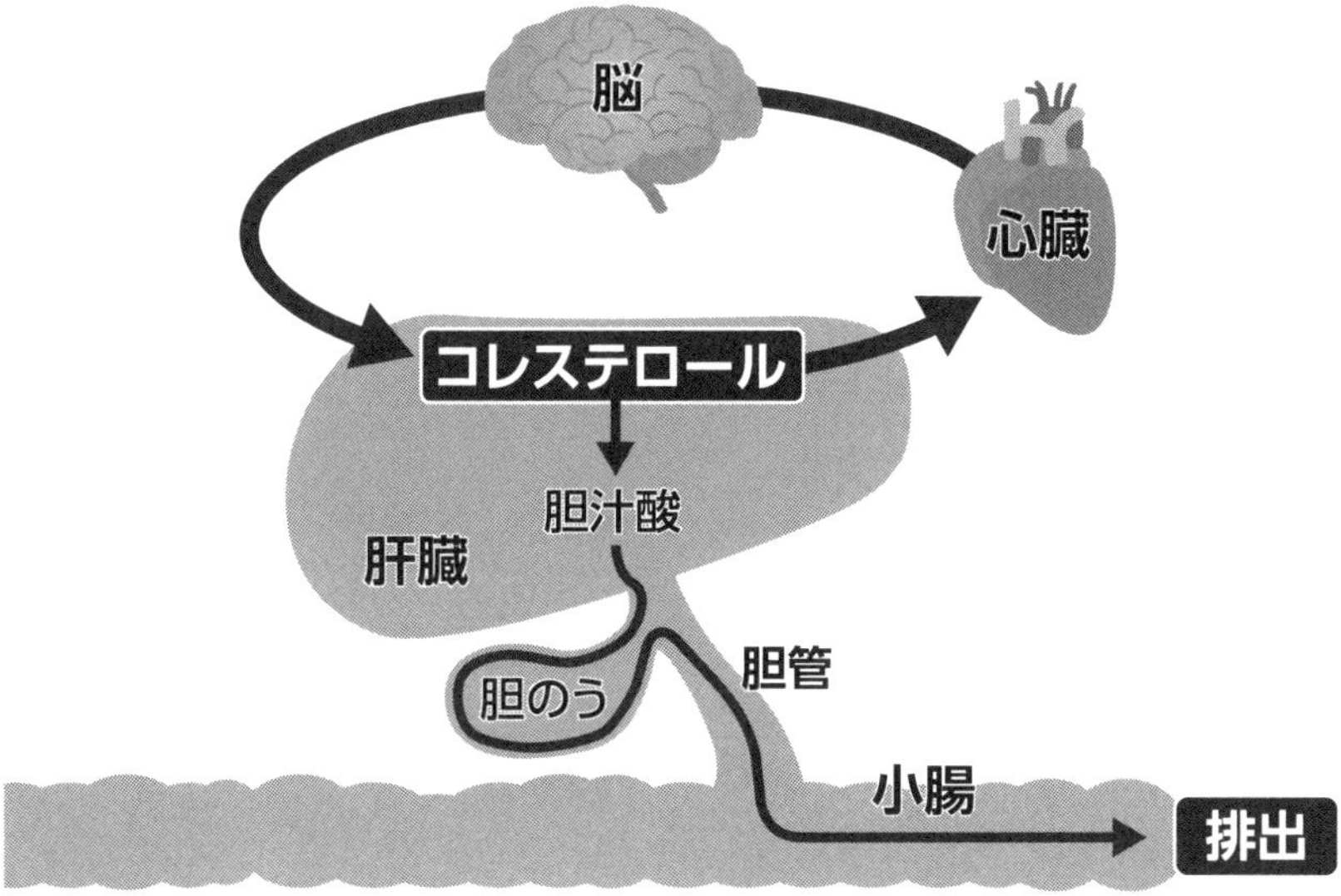

コレステロールが増えすぎると、便となって排出されます。

まります。またコレステロールの減少でホルモンが不足すると、体の防衛機能や性機能の働きも低下してしまいます。

体内にあるコレステロールの4分の1は脳にあります。脳の神経細胞を保護し、情報を全身に正しく伝える役目もしています。

コレステロールはほかにも食べものからの脂肪分の吸収を助ける胆汁酸やビタミンDの原料になるなど、わたしたちの体にとってなくてはならない大切な存在なのです。

家族性高コレステロールは早期診断・早期治療が必要

閉経前にコレステロール値が高い場合は、家族性高コレステロールを疑いましょう。

遺伝的な要因の高コレステロール血症は、早期診断・早期治療が必要

閉経前の若いころからコレステロール値が高い人は、遺伝的な素因から発症する「家族性高コレステロール血症」の可能性があります。

これは生まれつき「ＬＤＬ（低比重リポたんぱく質）受容体」に異常があるために起こるもので、家族性高コレステロール血症とされています。食生活などに関係なくコレステロール値が高く、コントロールができないのが特徴です。

ＬＤＬ受容体は、ＬＤＬコレステロールを細胞にとり込む役割をしています。そのため、ＬＤＬ受容体に異常があると、ＬＤＬコレステロールが細胞内に取りこめなくなり、血液中

LDLコレステロールと細胞の関係

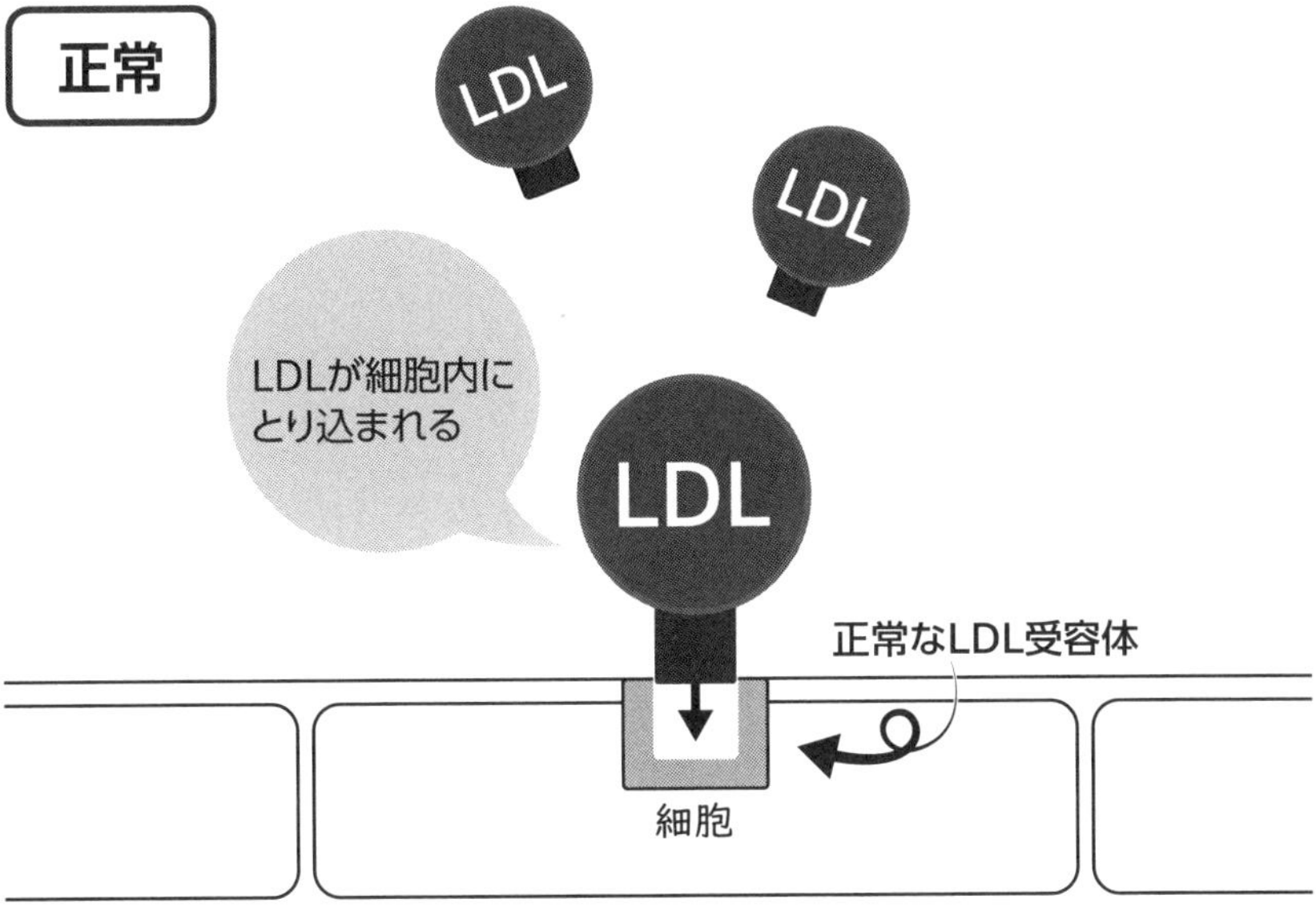
正常
LDL
LDL
LDLが細胞内にとり込まれる
LDL
正常なLDL受容体
細胞

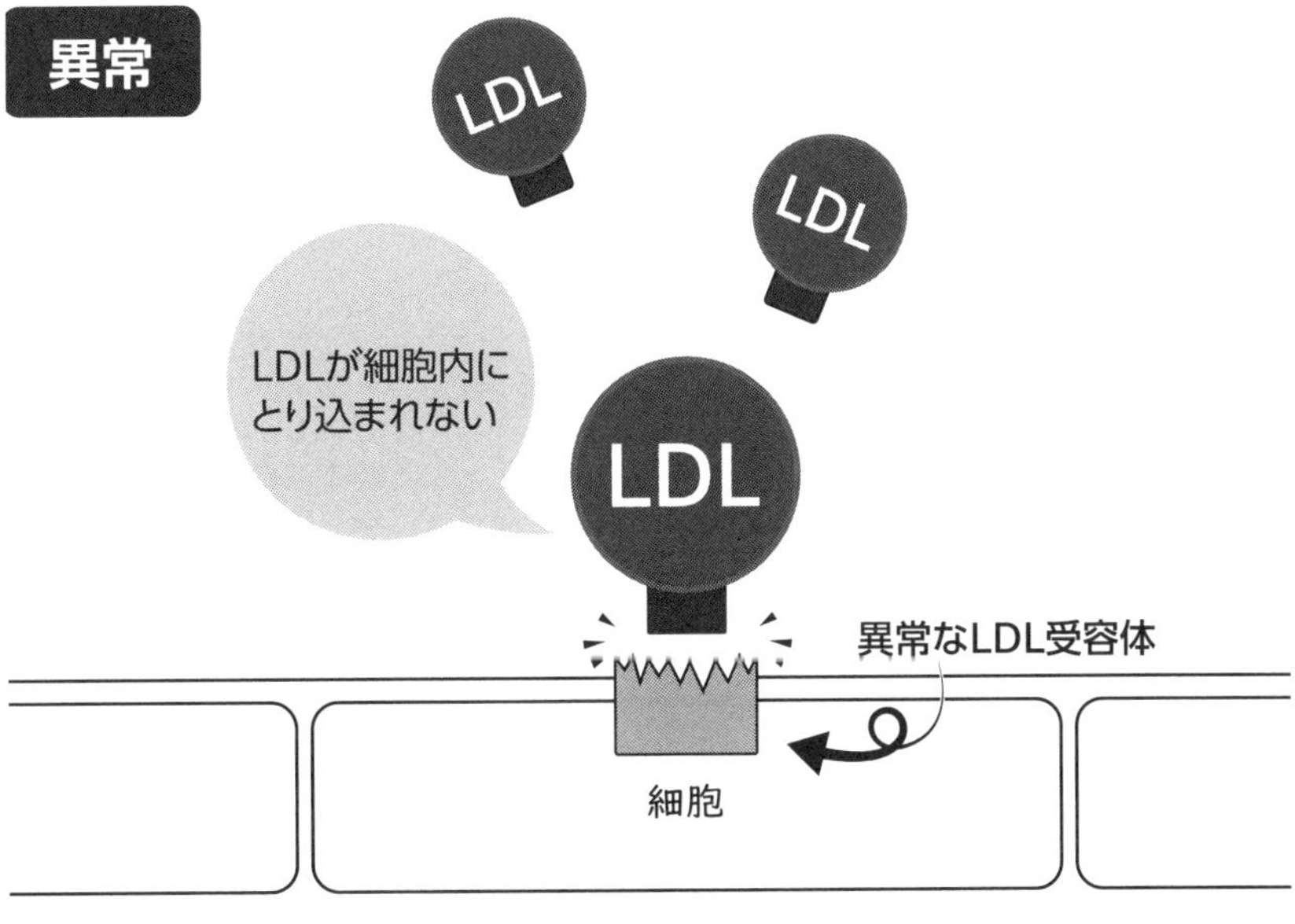
異常
LDL
LDL
LDLが細胞内にとり込まれない
LDL
異常なLDL受容体
細胞

LDL受容体が正常でないと、LDLコレステロールは細胞内にとり込まれなくなります。

にたまって、コレステロール値が高くなってしまいます。

ふたつのタイプを知る

家族性高コレステロール血症には、「ＦＨヘテロ接合体タイプ」と「ホモ接合体タイプ」とがあります。

「ＦＨヘテロ接合体タイプ」は、両親のどちらかから異常な遺伝子を受けついだために、ＬＤＬ受容体が正常な人の半分程度しか働かないというもの。

「ホモ接合体タイプ」は、両親のどちらからも異常な遺伝子を受けつぎＬＤＬ受容体がほとんどない病気であり、ＬＤＬコレステロールの多くが細胞にとり込まれません。**家族性高コレステロール血症の場合、早期診断と早期の薬物治療や生活習慣の改善が大切です。**子どもの場合は早くから低脂肪食を習慣づけること、大人の場合は喫煙や暴飲暴

家族性高コレステロール血症の種類

	ホモ接合体	FHヘテロ接合体
発症頻度	16万～100万人に1人	200～500人に1人
特徴	新生児より高コレステロール血症が認められ、若年期より心筋梗塞などの冠動脈疾患のリスクが高い。	心筋梗塞などの冠動脈疾患のリスクが健常者にくらべて高くなる。

FHヘテロ接合体タイプ、ホモ接合体タイプの人は、健常者にくらべて病気のリスクが高くなります。

食を避け、高血圧や高血糖症にも注意するようにしましょう。

命にかかわる病気も

コレステロールが高いことは普通、見た目ではわかりません。ですが、体質などによってまれに見た目でわかる場合があります。

まぶたの上、鼻がある側に黄色っぽい隆起ができてしまうことがあり、これを黄色腫といいます。家族性高コレステロール血症の場合、食事など気をつけていても中性脂肪やコレステロールが高いとＬＤＬ由来のコレステロールが沈着し隆起してしまいます。レーザーで治療しても再発することが多いです。

黄色腫の原因が家族性高コレステロール血症の場合、必ず薬をのむ必要があります。肘関節、手首、などにもできる場合があります。

隆起がすべて黄色腫とは限りませんが、不安であれば皮膚科医などを受診するのがよいでしょう。黄色腫眼の角膜に白い輪（角膜輪）を認める人もいます。

またコレステロールが高いだけでは普通は命にかかわることは少ないですが、命にかかわる「コレステロール塞栓症」という病気があります。

コレステロール塞栓症は、コレステロールが血管でつまるという疾患です。腎臓・四肢・消化管などの臓器に障害を引き起こす非常にこわい病気です。

症状として、つま先などが青紫に腫れ、血尿、たんぱく尿を認めることがあります。気になる場合は必ず受診しましょう。

家族性高コレステロール血症でも、女性のほうが長生きする

旧厚生省（現・厚生労働省）原発性高脂血症調査研究班の昭和61年度研究報告書によると、日本における家族性高コレステロール血症患者は、男女とも総コレステロール値の上昇により虚血性心疾患は増加したと報告されています。

これに対して、遺伝性のない高コレステロール血症の患者は、コレステロール値の上昇による虚血性心疾患の増加は、男性では認められましたが、女性にはみられなかったといいます。

つまり、男性では関係が明らかであるのに対し、女性では遺伝性のある家族性高コレステロール血症以外は、リスクにならない可能性があるということです。

ちなみに、「ホモ接合体タイプ」や「FHヘテロ接合体タイプ」はいずれも冠動脈疾患で亡くなるケースが多いのですが、男女別死亡年齢をみますと、女性のほうがかなり長生きすることがわかっています。

家族性高コレステロール血症と診断されたら

コレステロールや動物性脂肪の少ない食事に変え、生活習慣の改善を心がけることが大切です。たばこを吸っている人は禁煙が重要ですが、本人ばかりでなく家族も禁煙するようにしましょう。しかし、生活習慣の改善だけでLDLコレステロール値がコントロールできる人は少数です。

生活習慣の改善でコントロールできない場合、スタチン系の薬剤などの薬物療法が必要になります。1種類の薬剤でコントロールできなくても、薬の量を増やしたり、2種類以上の薬剤を服用したりすれば、十分な効果が得られる場合が少なくありません。

家族性高コレステロール血症には早期発見と生活習慣改善、正しい治療が大切なことはいうまでもありません。

健康のために知っておきたい話②

女性の体脂肪率の目安

女性の体脂肪は健康診断表、体重計などの表記が「低い」「標準」「やや高い」「高い」に統一されています。下の表を見ると、体脂肪率20.0～29.9%が女性の平均値です。痩せ型と見られやすい数値は、年代ごとに異なります。体脂肪率が高すぎると生活習慣病につながる可能性がありますが、女性の場合は体脂肪率が低すぎると月経不順や生理の停止が起こる、自律神経が乱れるなど健康に悪影響がおよんでしまうことを覚えておきましょう。

女性の体脂肪のめやす

体脂肪率	判定	判定
～19.9%	低い	腕などに血管が浮き出る
		骨ばったり筋張ったりした印象を与える
		太ももやお尻などにはわずかに丸みが残る
20.0～29.9%	標準	身体のラインが整って見える
		女性らしい丸みが出る
30.0～34.9%	やや高い	太ももやお尻などに肉付きが感じられる
		ふくよかな印象を与える
35.0%～	高い	ウエスト周りに脂肪が目立つ
		太ももやお尻に膨張感がある
		どっしりとした印象を与える

part 3

コレステロール・中性脂肪を運動で改善！

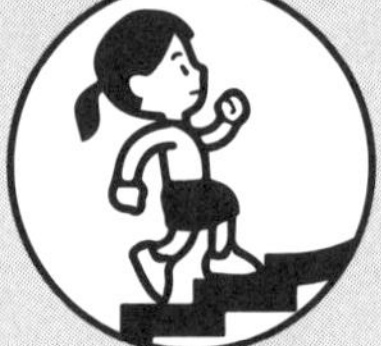

頻度と実践のルールを知り、体を動かすことを日課に

コレステロール対策では、運動強度を守ることが大切です。

計算式で運動強度などの目安を知る

最大酸素摂取量とは、個人が体内にとり込むことができる酸素量の最大限界のことです。酵素摂取量は、一回拍出量、心拍数、動静脈酸素較差から求められますが、最大酸素摂取量は、心臓や筋肉の機能によって決定されます。

つまり**心臓や筋肉の機能が優れている人ほど、最大酸素摂取量の値が高くなる**ということです。

理想的な運動強度（負荷やきつさ）は、酸素の最大摂取量の約50％。息がはずむ程度の運動が理想だとされています。

理想的な運動強度

運動時の心拍数(拍/分) = (220 - 年齢) × 0.7

軽すぎる	とても楽に感じる／運動をした気がせず、もの足りなく感じる／汗をまったくかいていない(運動を開始したばかりならこの程度でも問題なし)
適度な強度	体に軽く負荷はかかっているが、無理なくできる／少し汗をかいているが、心地よく運動できる／普通に呼吸できる／笑顔のまま、運動を続けることができる／運動が終わっても息が切れない
強すぎる	運動がきついと感じる／緊張する／汗を大量にかいている／息が切れて、呼吸が苦しい
危険なのですぐに中止する	胸が痛くなり、苦しい／息をするのが苦しい／気分が悪い／吐き気がする／頭痛がする／めまいがする／冷汗が出る／疲れ方が激しい／足がもつれる／筋肉や関節に強く痛みが出る

たとえば55歳の人の場合、 1分あたりの心拍数が115・5拍程度の運動が望ましいとされます。

掃除や洗濯など、日常の動きのなかで心拍数などを把握することで、運動の目標をたてましょう。無理に息を上げる必要はありませんが、普段より大股で歩く、少し素早く動くなどを実践することで呼吸や心拍数を上げることができるでしょう。

目安としては、運動の際の心拍数を(220－年齢)×0・7という計算で求めるとよいでしょう。

また厚生労働省による「健康づくりのための身体活動基準2013」「健康づくりにための身体活動指針」によれば、18歳以上64歳以下では、歩行または歩行と同等以上の強度の身体活動、つまり日常生活における通勤・通学、家事などを毎日60分行なうことを推奨しています。

運動の場合は息がはずみ、汗をかく程度の運動・自分の体重、すなわち体力の維持・向上を目的として計画的に実施するスポーツ（軽い筋力トレーニング・社交ダンス・ラジオ体操・卓球・ゴルフ・ウォーキングなど）を毎週60分行なうことをすすめています。

汗ばむ程度の有酸素運動を30分、週3回以上行なう

次ページのイラストは、最大酸素摂取量の50％にあたる運動強度を保った、無理のないジョギングのしかたを表わしたものです。

しかし、運動を始めてすぐに脂肪が燃焼されるわけではありません。これまでは、有酸素運動を20分以上続けないとあまり効果が見られないといわれてきましたが、最近は20分以内、たとえば10分の運動を1日に3回に分けてもよいとされています。

1日30分以上、週に3回以上の運動時間を確保できれば理想的ですが、時間が取れない場合は、10分の運動を週3回行なうことを目標にしてみましょう。

ウォーキングでの足の運び方

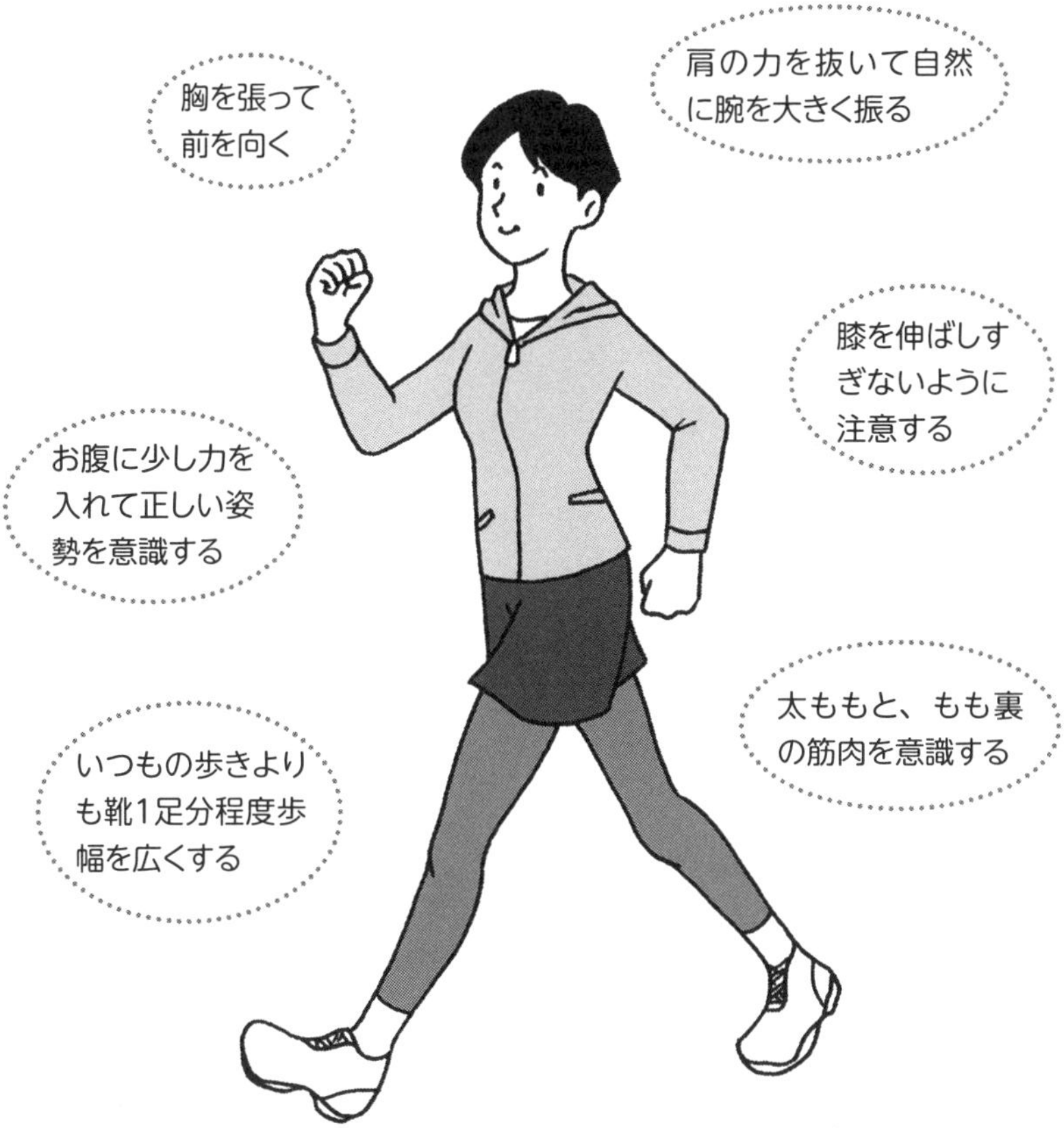
胸を張って
前を向く
肩の力を抜いて自然
に腕を大きく振る
膝を伸ばしす
ぎないように
注意する
お腹に少し力を
入れて正しい姿
勢を意識する
太ももと、もも裏
の筋肉を意識する
いつもの歩きより
も靴1足分程度歩
幅を広くする

また有酸素運動にかぎらず、運動をするときは、早く効果を出そうとがんばりすぎてはいけません。

1カ月で落としていい体重も、現在の体重の5%までといわれています。

ポイント
- 手と足はスムーズに
- 腕の振りでリズムをとる
- ややきつめのペースで会話も息が上がらない程度
- 全身の筋肉を使う
- 坂道などでは上体をまっすぐに、ゆっくり体重移動しながら足の裏全体で着地する

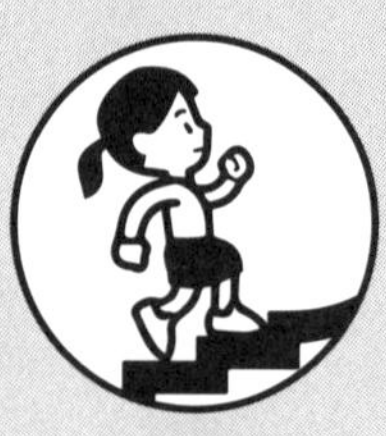

脂肪を燃焼・分解する有酸素運動

運動は、コレステロール対策として大切な生活習慣の改善方法の1つです。

自分に合った適度な運動を続けることが大切

運動不足は、脂質異常症を進行させ、動脈硬化を引き起こすリスクが大きくなります。食生活の改善や体重管理、禁煙とともに、運動も習慣化しましょう。

もともと運動はにがてで、全くしてこなかったという方もいるかもしれませんが、体を動かすことを習慣づけると、中性脂肪を低下させ、ＨＤＬコレステロールを上昇させることにつながります。**更年期の女性でも、食生活の改善とともに、生活の中に上手に運動を取り入れることで、脂質の代謝の上昇や、血圧や血糖値を下げる、血液循環の改善などの効果を期待することができます。**

個人差はありますが、中高年になると体力も衰えることに加え、急な運動で思わぬケガをしたり、心臓に負担を与えることも少なくありません。

そこで、ただやみくもに体を動かすのではなく、自分に合った適度な運動を心がけ、続けていくことが大切です。

まず、簡単な有酸素運動から

コレステロール値の改善のためには、呼吸をしながら酸素を体内に取りこみ、脂肪燃焼の効果のある有酸素運動が基本となります。

運動中に脂肪を多く燃やすことができる有酸素運動は、体力がない人や運動習慣のない人でも、無理なく取り組むことが可能です。

なかでもウォーキングは、靴を履きさえすれば誰でも気軽に始めることができるのでおすすめです。

大股で歩くことで太ももの筋肉をダイナミックに動かすことができ、手を大きく振ることで全身の筋肉を使うことができるので、自然に体が温まり、脂肪燃焼の効果を実感できるでしょう。また、**筋力トレーニングと同時に有酸素運動を行なえば、さらなる効果を期待できます。**

電車では目的地の一駅手前で降りてウォーキングしたり、家事などでこまめに体を動かすなど、生活の中でひと工夫することが、無理のない生活改善につながります。

また有酸素運動では、糖質や脂肪を燃焼させることでエネルギーを生み出しているため、体脂肪を減らすのに最適で、ダイエットにも有効です。

ただ、どんな運動も適切で適度な運動を心がけなければなりません。心臓や肺に病気がある人、糖尿病で合併症がある人、腰やひざに痛みがあったり関節が悪い人などは、医師のチェックを受けてから始めることをおすすめします。

気温や時間帯にも気を配りながら、自分に合った無理のない運動習慣を身につけるようにしましょう。

あらかじめ目標の体重を決め、1ヶ月ずつ無理なくダイエットを始めましょう。大きな体の変化を望む場合は少なくとも3ヶ月は続けることが大切です。

運動による健康効果

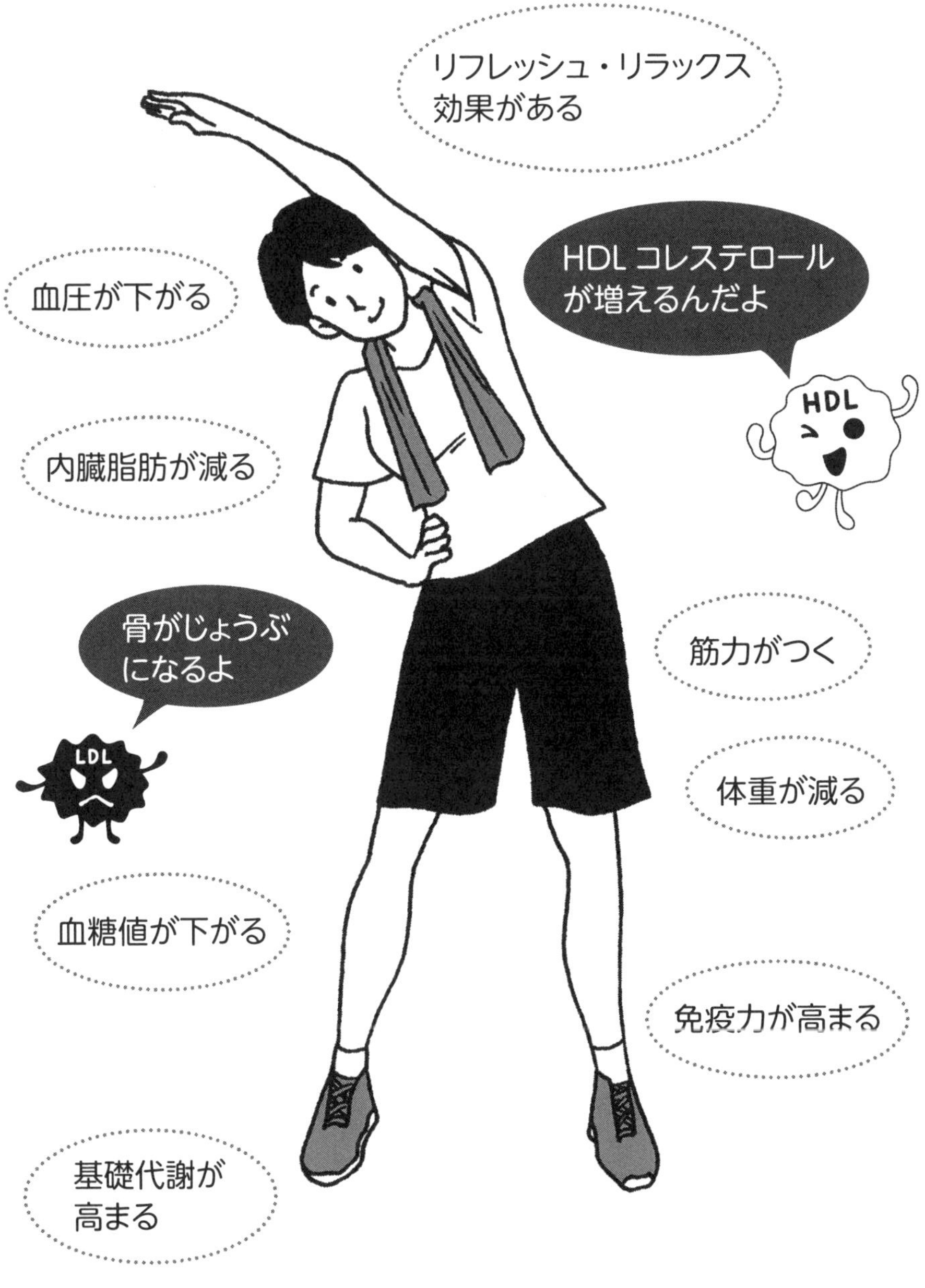
リフレッシュ・リラックス
効果がある
HDL コレステロール
が増えるんだよ
HDL
血圧が下がる
内臓脂肪が減る
骨がじょうぶ
になるよ
LDL
筋力がつく
体重が減る
血糖値が下がる
免疫力が高まる
基礎代謝が
高まる

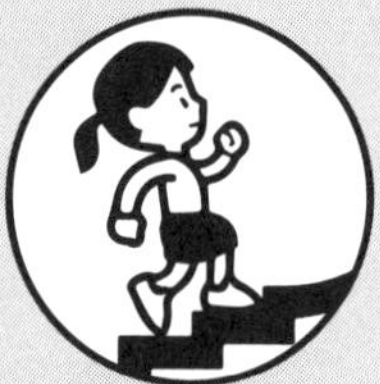

筋肉量を増やし基礎代謝を上げる

筋力トレーニングで筋肉量を増やせば、コレステロール値も改善されます。

有酸素運動とトレーニングで、コレステロール値を改善する

有酸素運動に慣れてきたら、消費エネルギーが大きく、筋肉にゆっくり負荷をかけていく筋力トレーニングを取り入れましょう。コレステロール値改善のための相乗効果が期待できます。

瞬間的に強い力を使う筋力トレーニングは無酸素運動であり、脂肪を燃焼させずに、筋肉を増やします。すると基礎代謝がアップし、消費エネルギーも増えます。筋力トレーニングで体脂肪が燃焼しやすく、太りにくい体づくりを目指しましょう。

椅子を使ったスクワット

骨盤を立てて、
背筋を伸ばす!

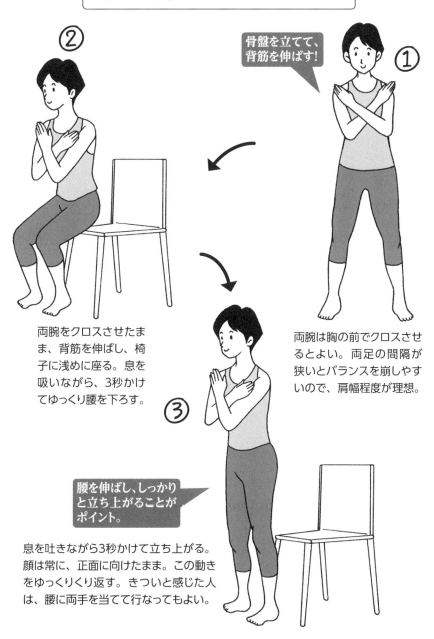

両腕は胸の前でクロスさせるとよい。両足の間隔が狭いとバランスを崩しやすいので、肩幅程度が理想。

両腕をクロスさせたまま、背筋を伸ばし、椅子に浅めに座る。息を吸いながら、3秒かけてゆっくり腰を下ろす。

③

腰を伸ばし、しっかり
と立ち上がることが
ポイント。

息を吐きながら3秒かけて立ち上がる。顔は常に、正面に向けたまま。この動きをゆっくりくり返す。きついと感じた人は、腰に両手を当てて行なってもよい。

ウォールプッシュアップ

①
背筋と腰は
まっすぐに!

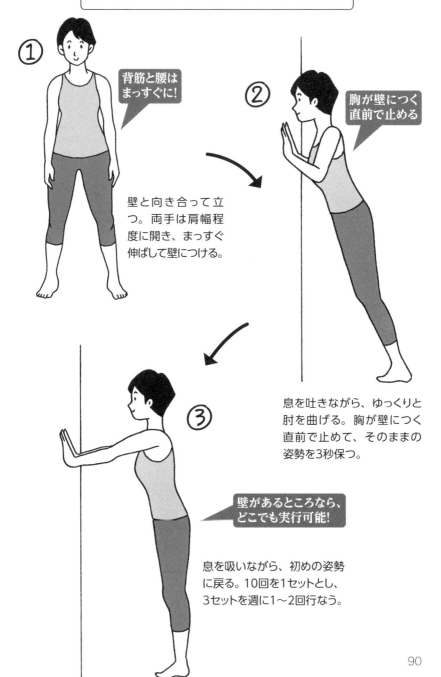

壁と向き合って立つ。両手は肩幅程度に開き、まっすぐ伸ばして壁につける。

②
胸が壁につく
直前で止める

息を吐きながら、ゆっくりと肘を曲げる。胸が壁につく直前で止めて、そのままの姿勢を3秒保つ。

③
壁があるところなら、
どこでも実行可能!

息を吸いながら、初めの姿勢に戻る。10回を1セットとし、3セットを週に1～2回行なう。

スタンディングレッグカール

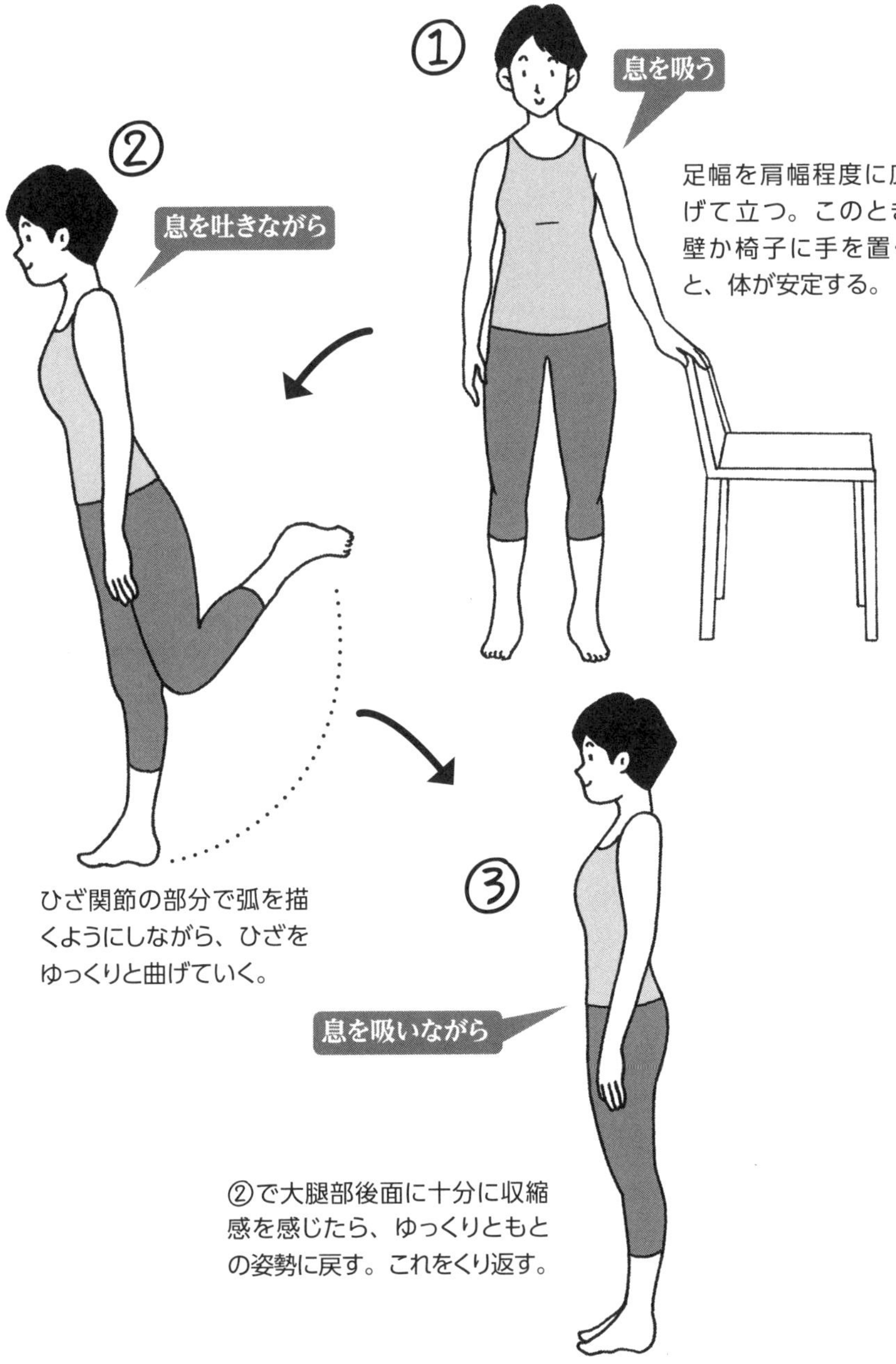

足幅を肩幅程度に広げて立つ。このとき壁か椅子に手を置くと、体が安定する。

ひざ関節の部分で弧を描くようにしながら、ひざをゆっくりと曲げていく。

②で大腿部後面に十分に収縮感を感じたら、ゆっくりともとの姿勢に戻す。これをくり返す。

ヒップリフト

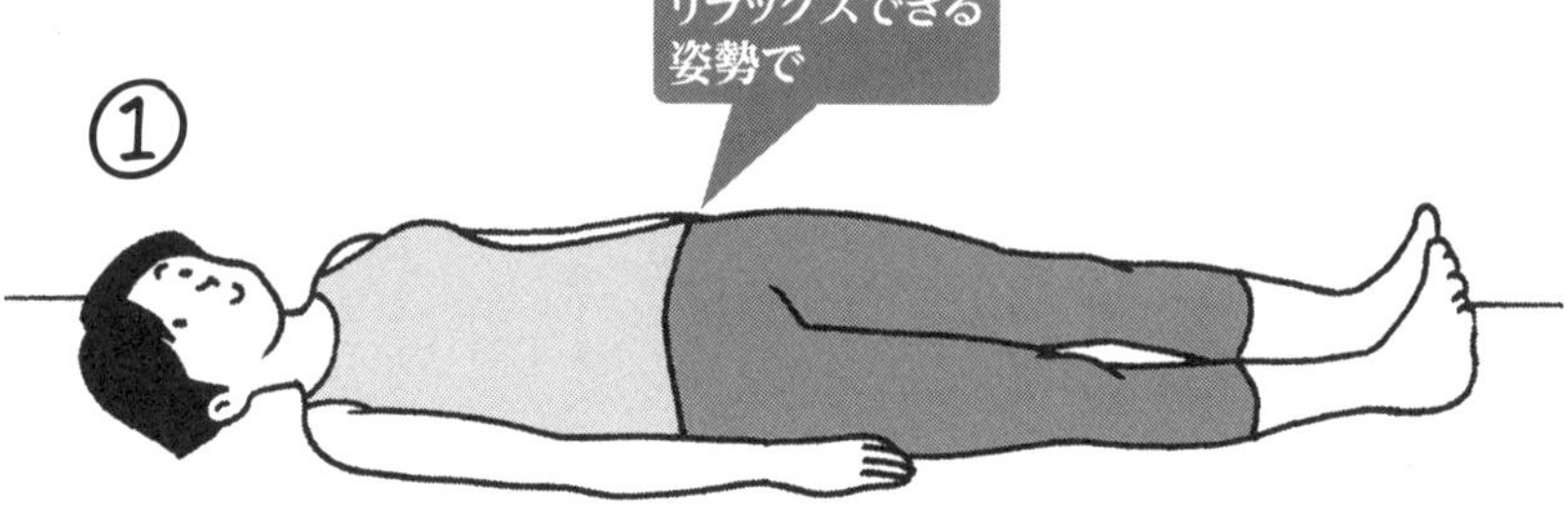
①
リラックスできる姿勢で

床に仰向けに寝る。手のひらを下にし、落ち着かせ、リラックスできるフォームで構える。

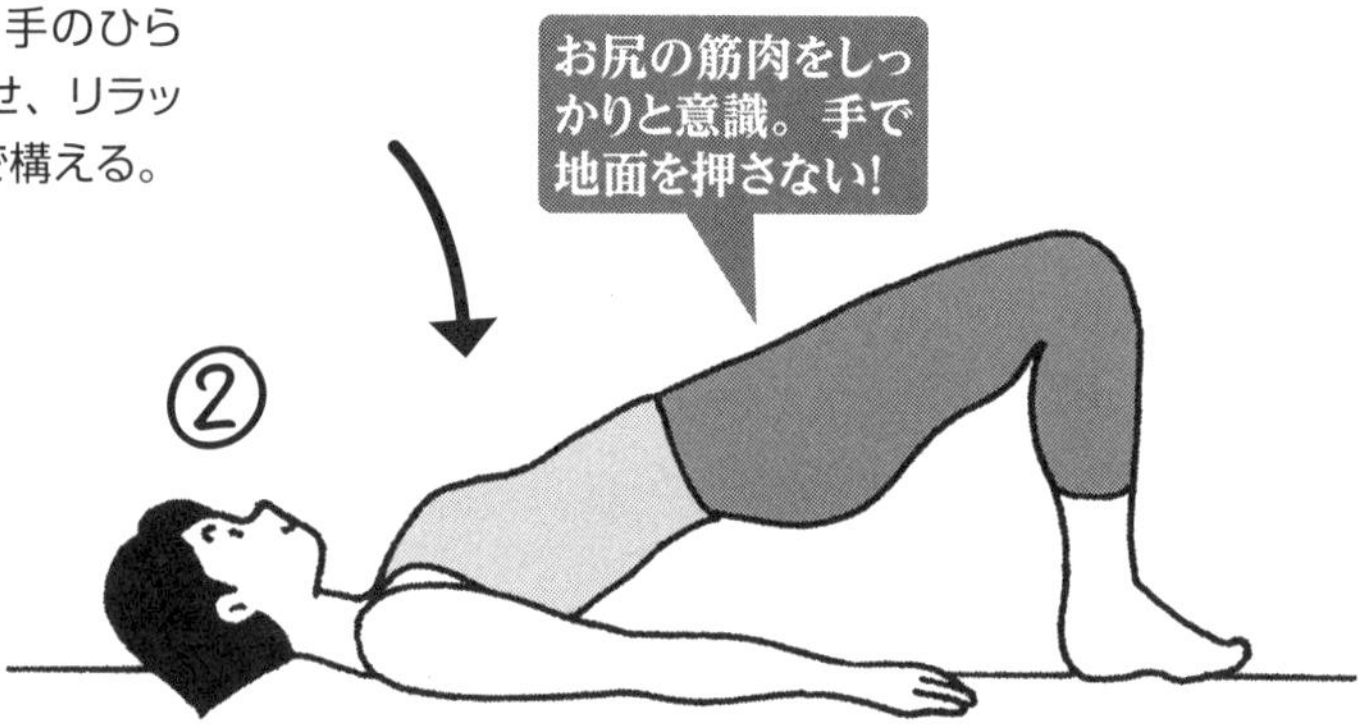
②
お尻の筋肉をしっかりと意識。手で地面を押さない!

ひざを立ててお尻を上げる。お腹と足の膝が直線になるまでお尻を上げ、そのまま停止。この時しっかりと呼吸する。

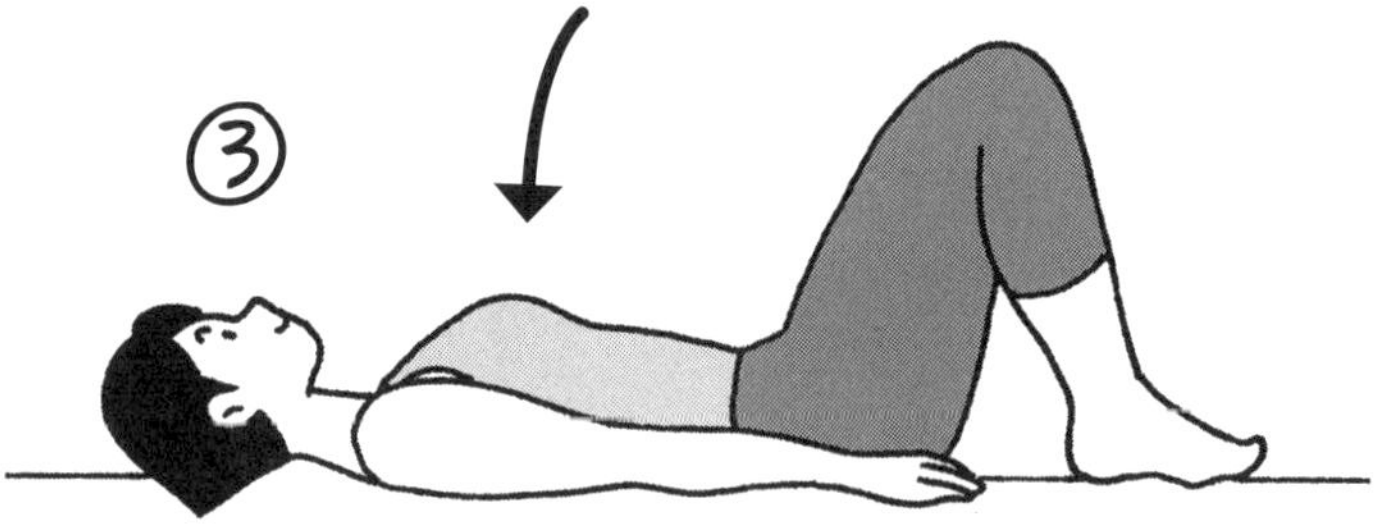
③
下ろす時にもしっかりと意識

大臀筋の伸張を感じながら、ゆっくりとお尻を下げていく。この運動を10〜15回ほど行なう。休憩を挟んで残り2セット行なう。

つま先立ちでふくらはぎをきたえる

①

できれば足指を開きやすい靴か、裸足で行なう。まず、足指を広げて立つ。

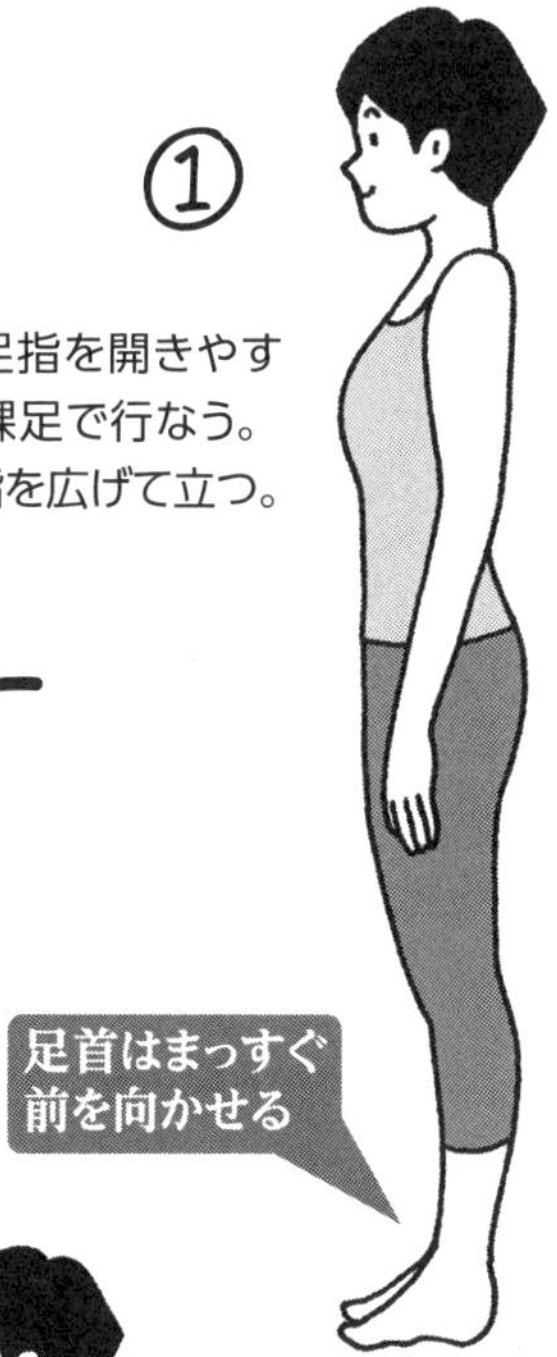
足首はまっすぐ
前を向かせる

②

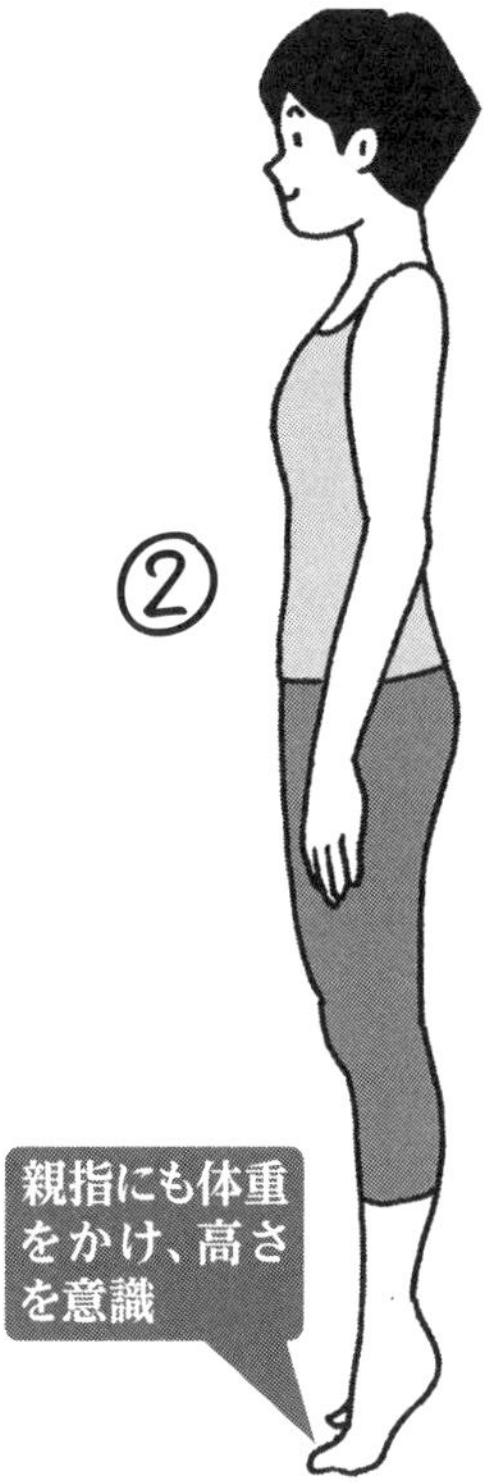
親指にも体重
をかけ、高さ
を意識

左右10本の足指にバランスよく体重をかけながら、かかとを上げてつま先立ちをする。このまま3秒キープ。

③

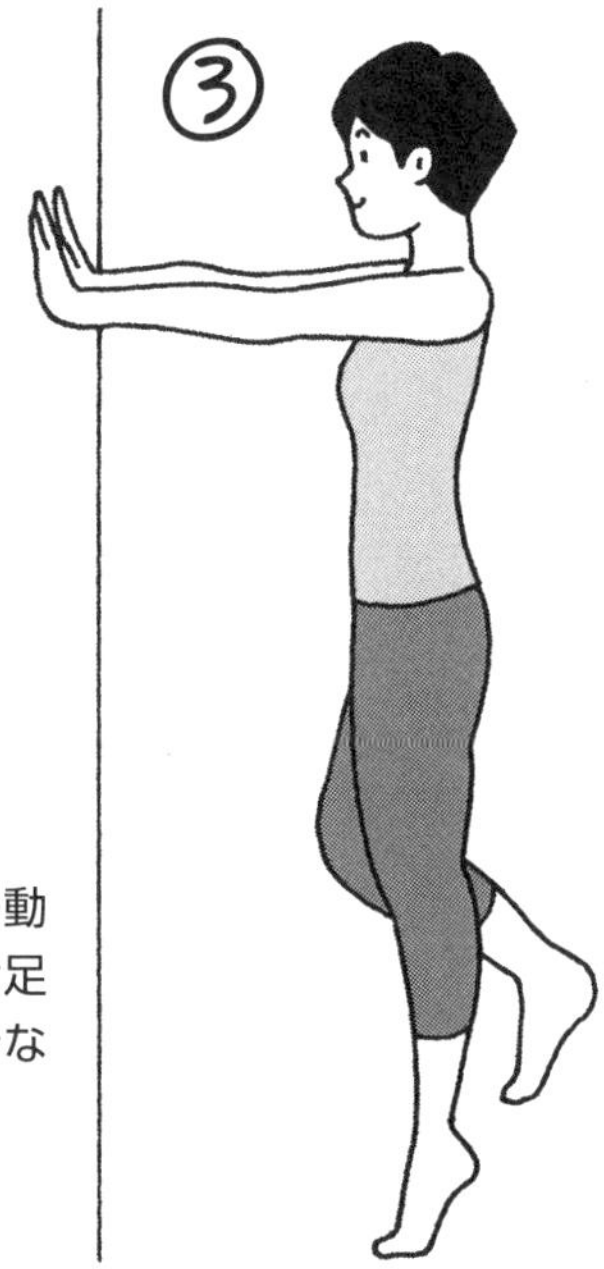

ゆっくり下ろしていく。この動作を10回程度くり返す。片足ずつや、壁に手をついて行なう方法もある。

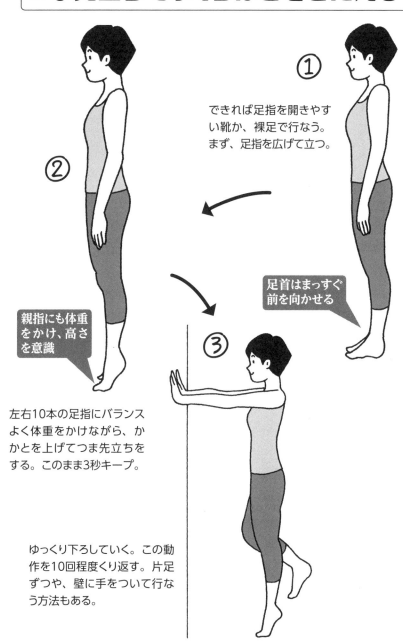

アダクション

①

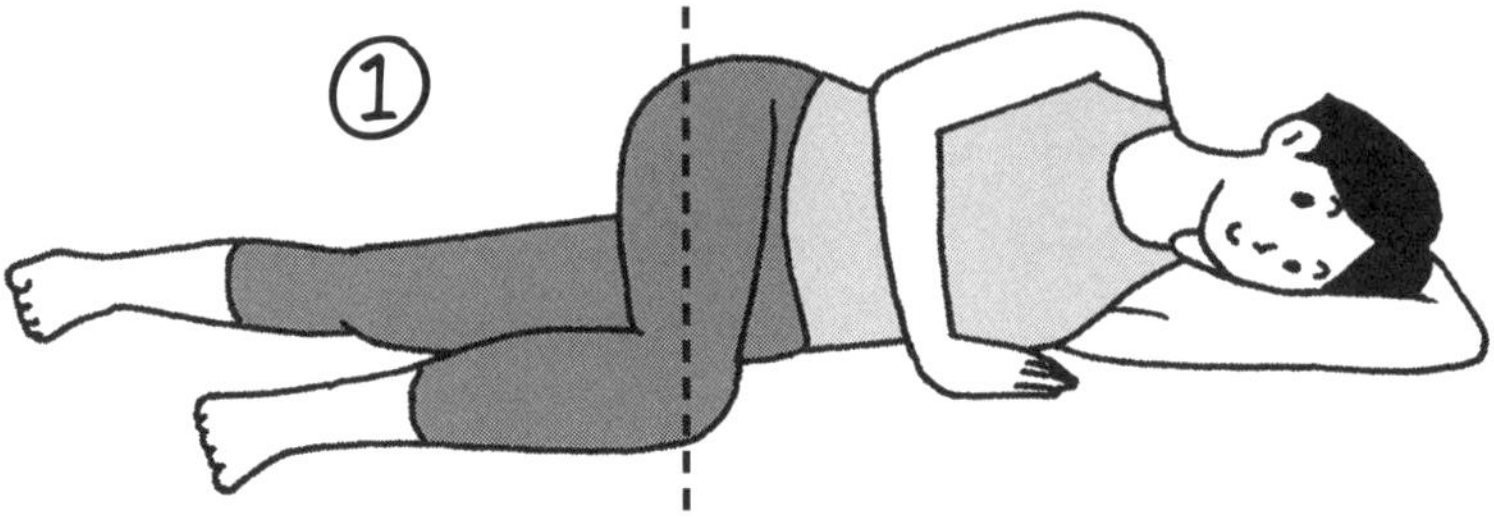

床に横向きに寝て、腕を枕にする。上側の手は胸の前の床に置いて上半身を支え、骨盤を床と垂直になるようにする。

②

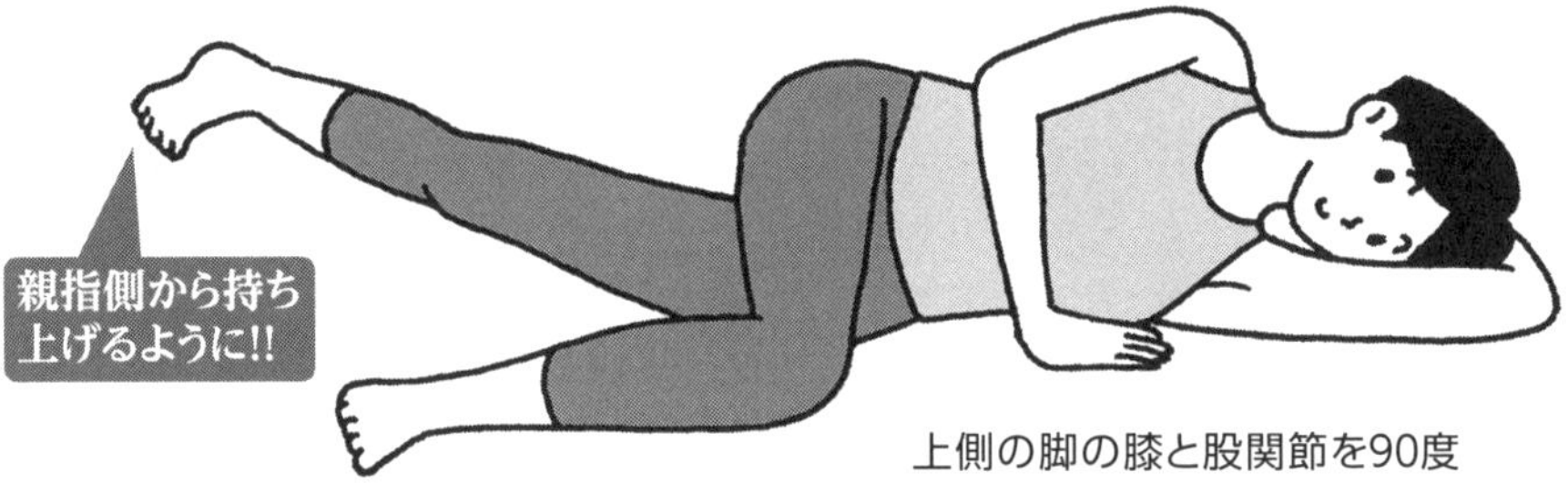
親指側から持ち
上げるように!!

上側の脚の膝と股関節を90度に曲げ、下側の脚はまっすぐに伸ばし、つま先を正面に向ける。

③

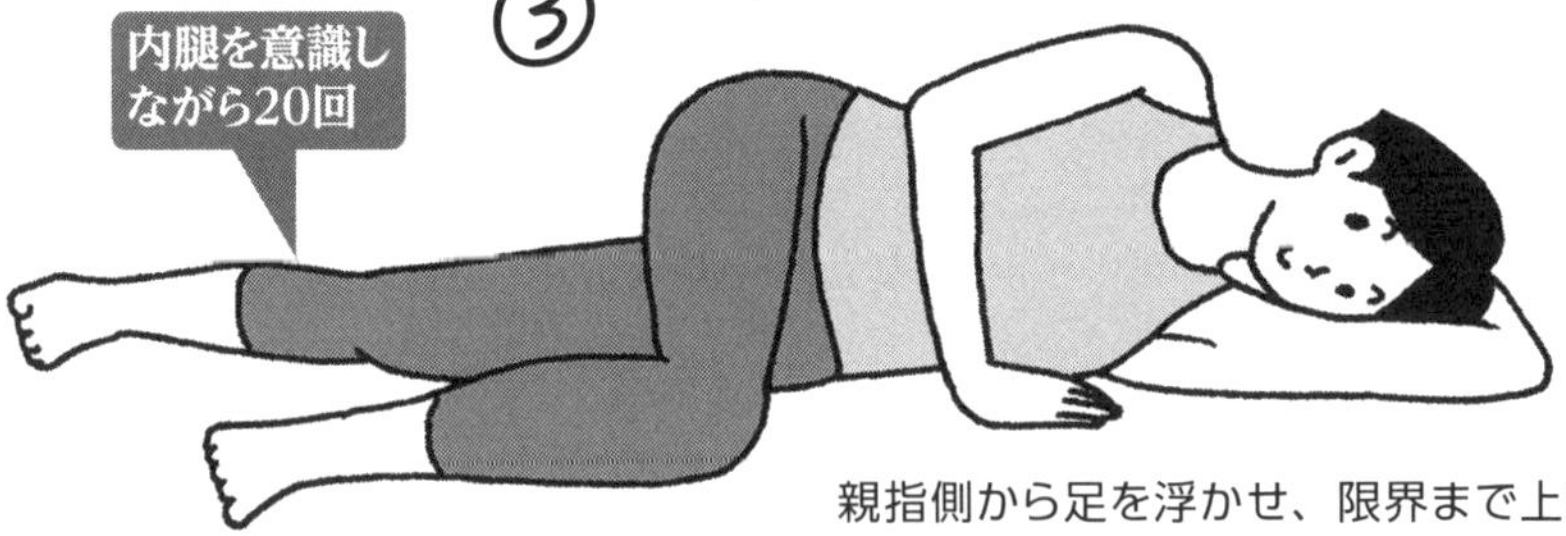
内腿を意識し
ながら20回

親指側から足を浮かせ、限界まで上げたらもとへ戻す。逆の脚も同様に行なう。

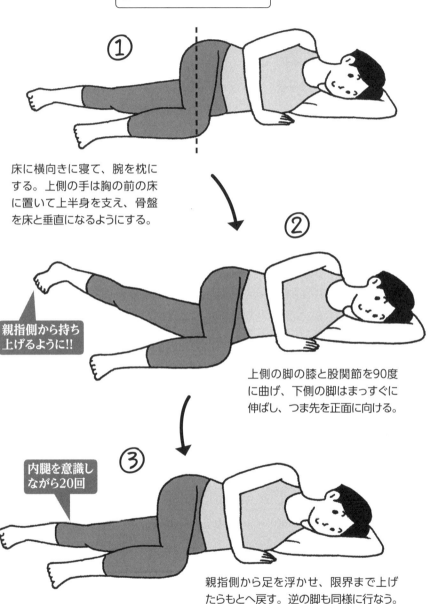

椅子でレッグエクステンション

①

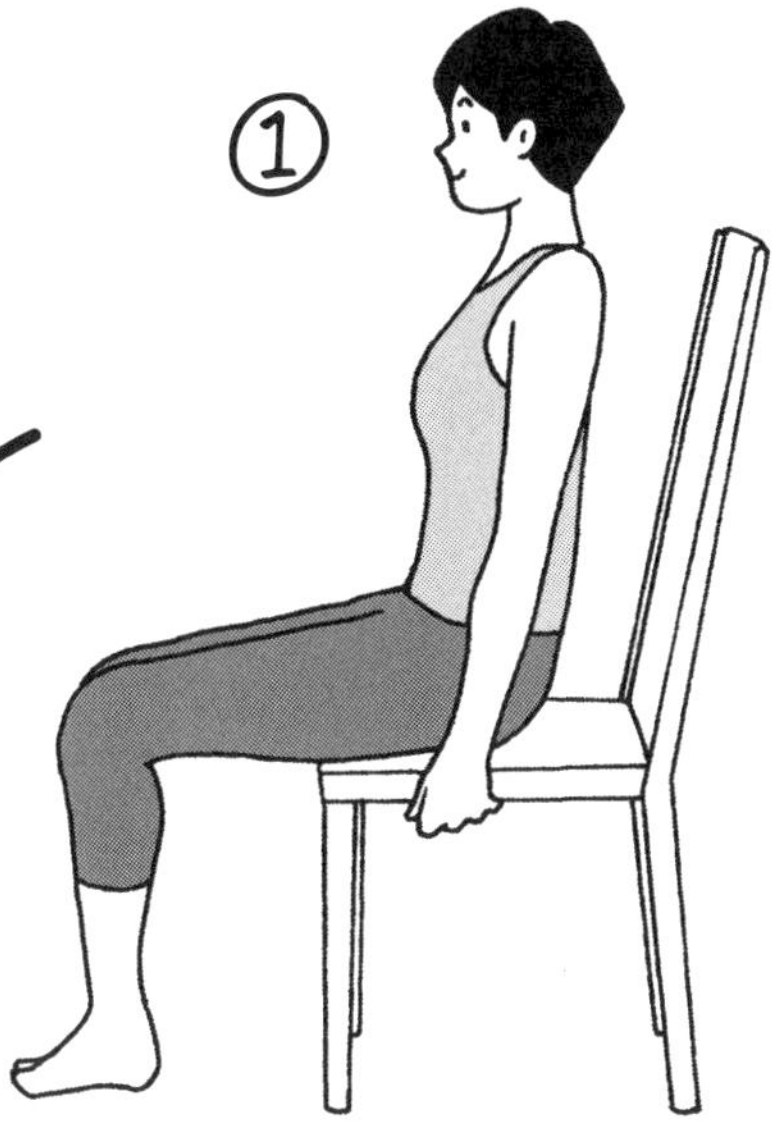

椅子に浅く腰かける。両手
で座面のはしをつかむ。

②

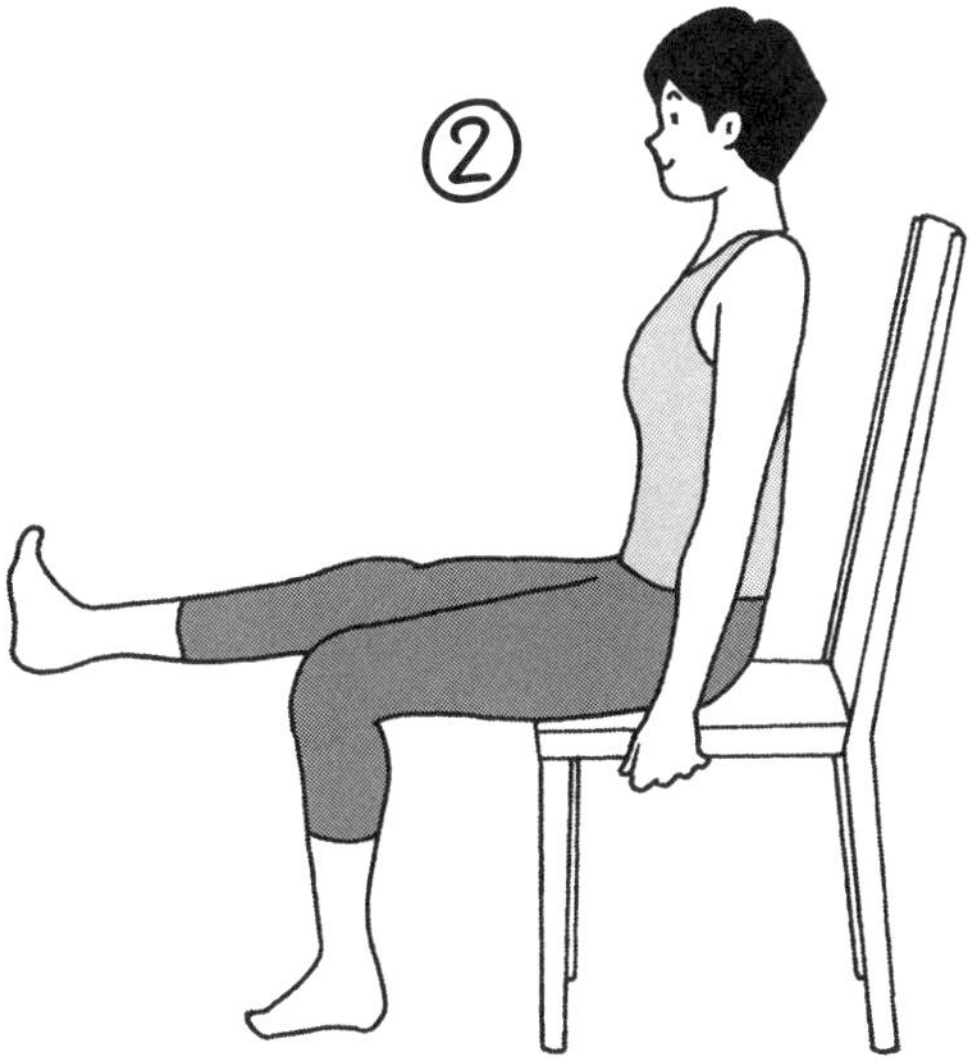

そのままひざを支点に足を
持ち上げる。

③

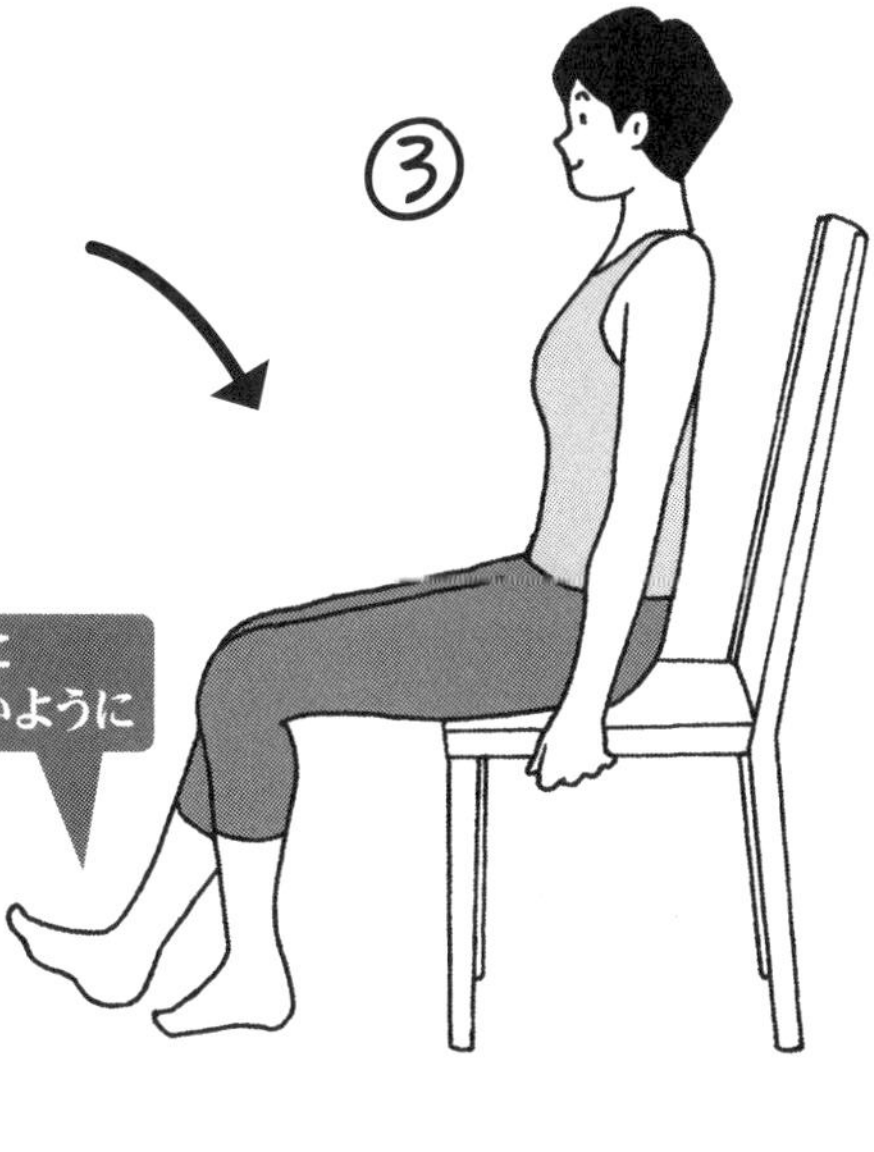

両手で重心のバランスを取りながら、ひざをゆっくり伸ばす。この動作を10回くり返す。背筋と腕を曲げないように注意。

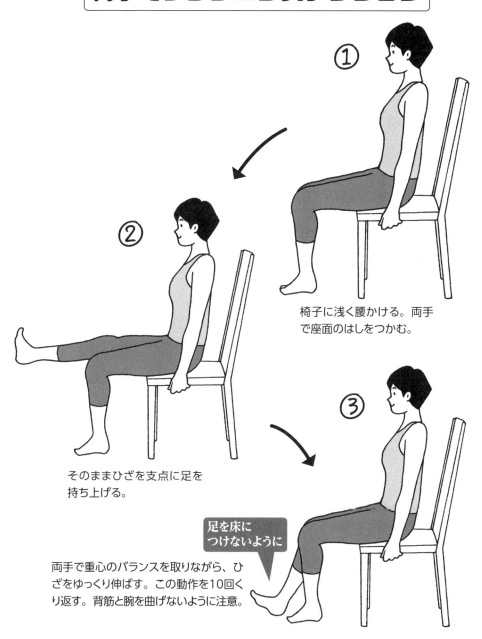

ダイアゴナル

①

手とひざを床につけ、四つんばいになる。この時、手と足は肩幅程度に開くようにする。

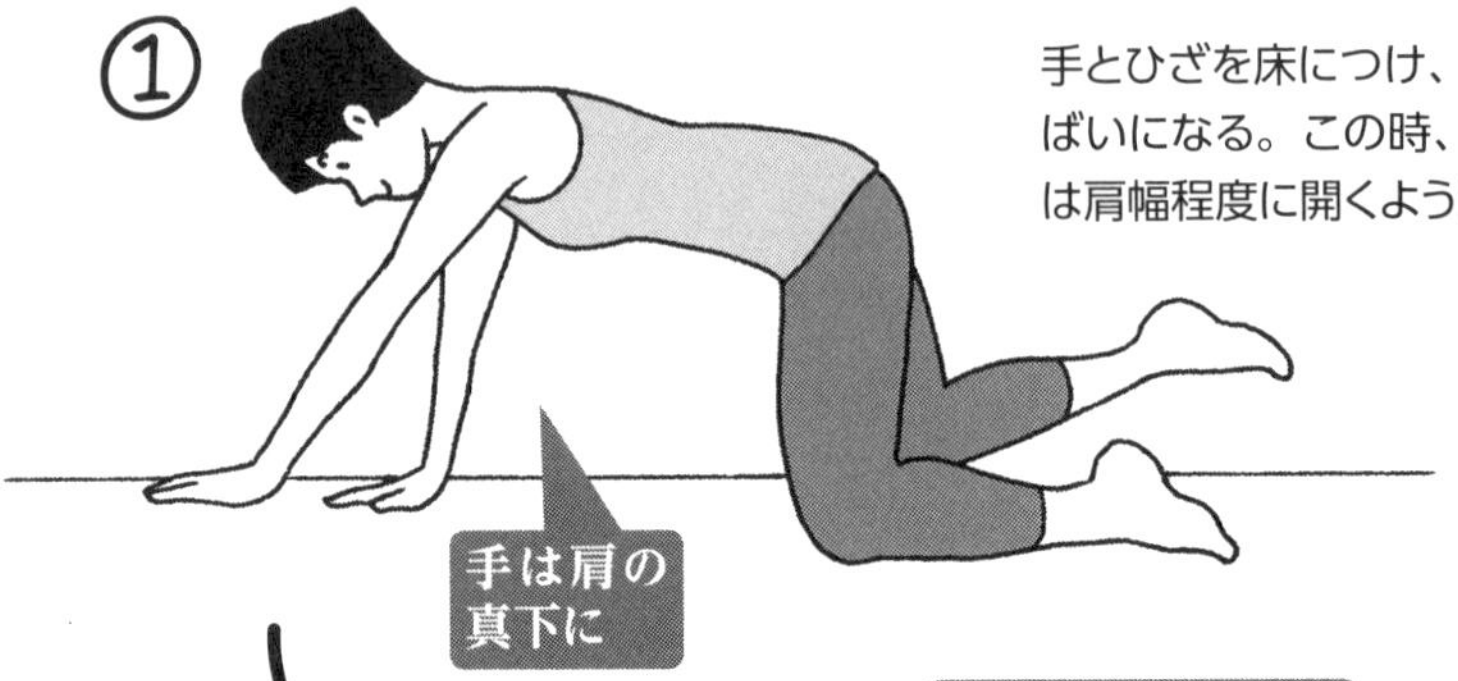
手は肩の
真下に

②

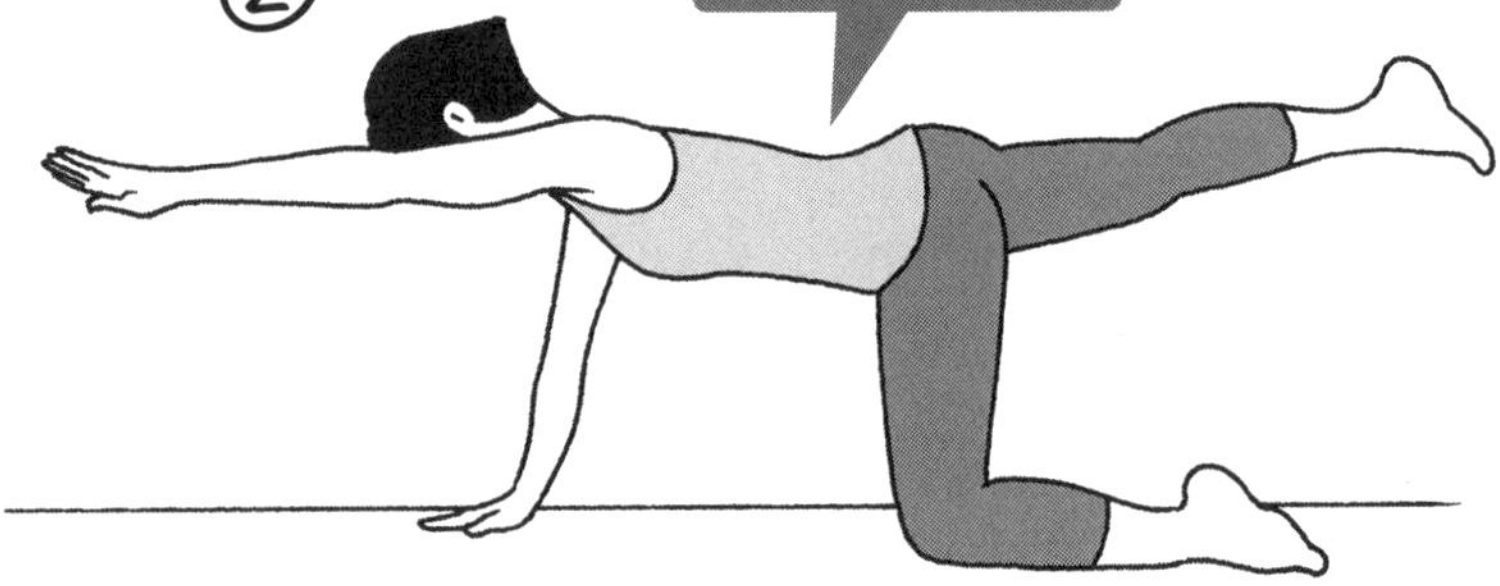
左手と右足・右手
と左足で行なう

息を吐きながら、片側の足を床と並行にして、垂直にまっすぐ上げる。お尻より高く上げないようにする。

③

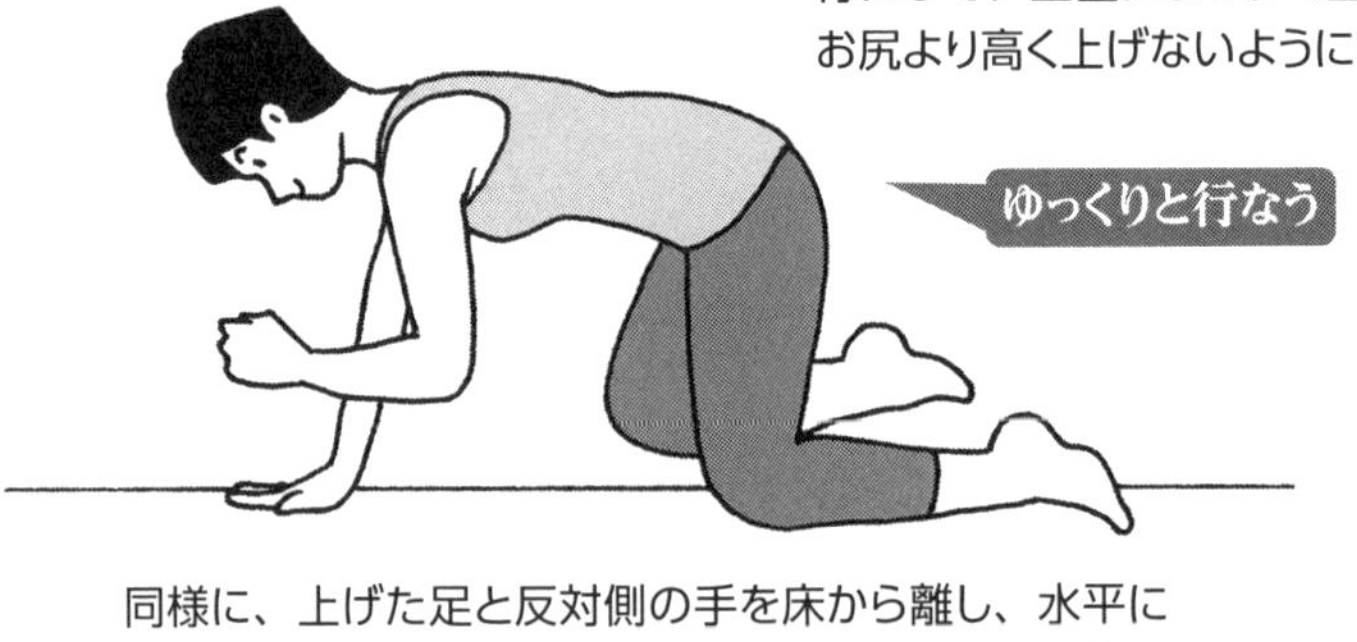
ゆっくりと行なう

同様に、上げた足と反対側の手を床から離し、水平に上げる。これを10秒間保ったら、息を吸いながら①の姿勢に戻す。左右交互に5回ずつ、週に2〜3回行なう。

足を横に持ち上げる運動（ヒップ・アブダクション）

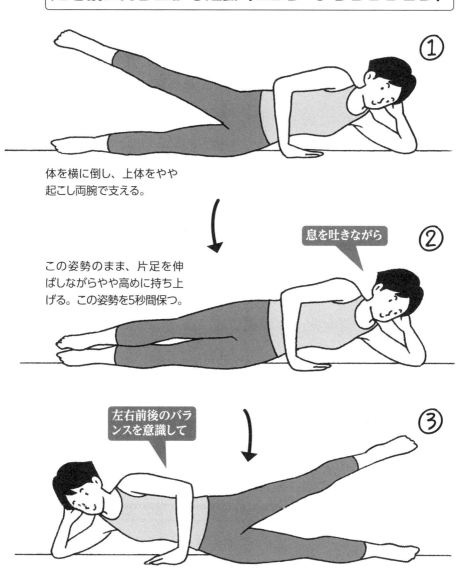

①

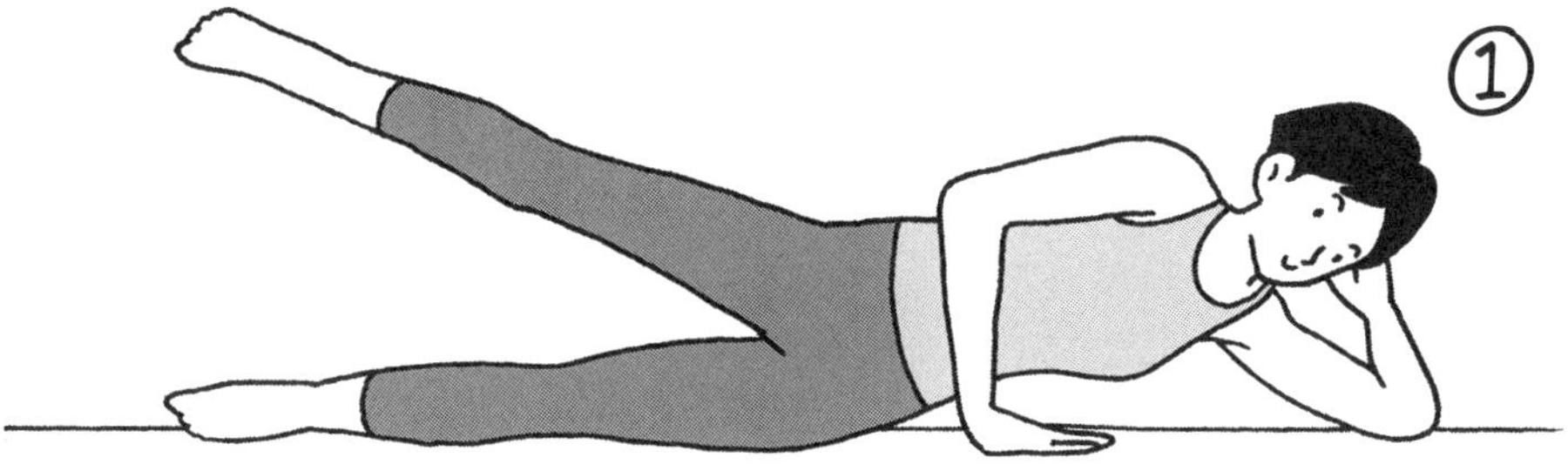

体を横に倒し、上体をやや
起こし両腕で支える。

②

この姿勢のまま、片足を伸
ばしながらやや高めに持ち上
げる。この姿勢を5秒間保つ。

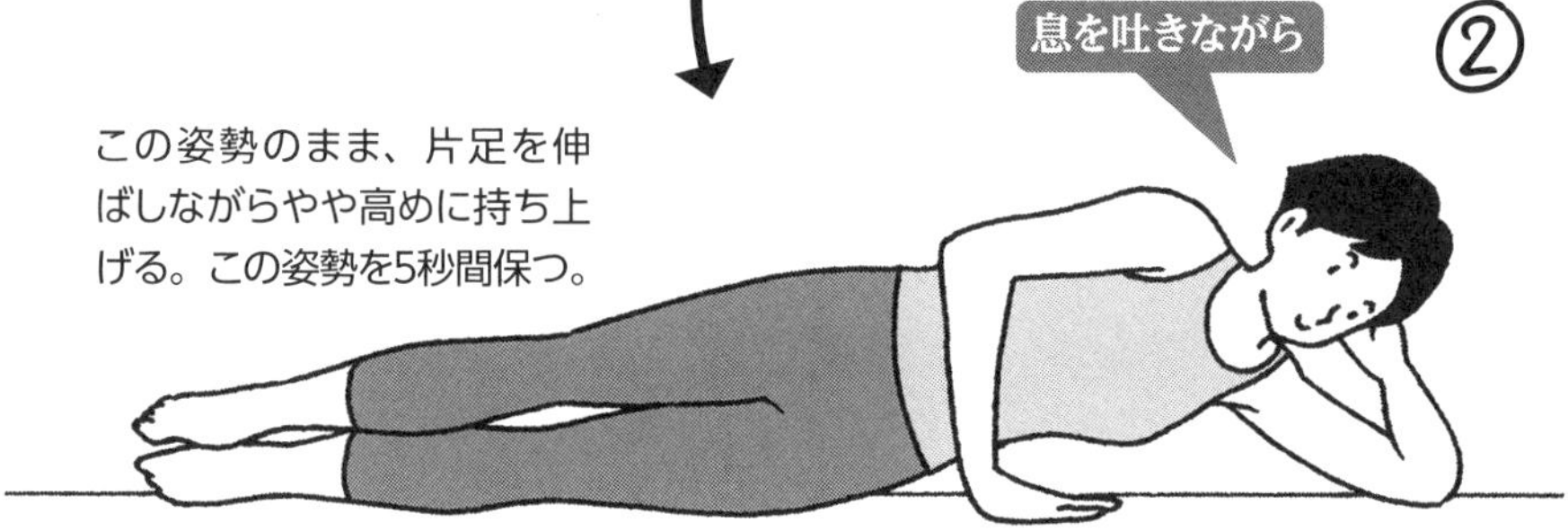

③

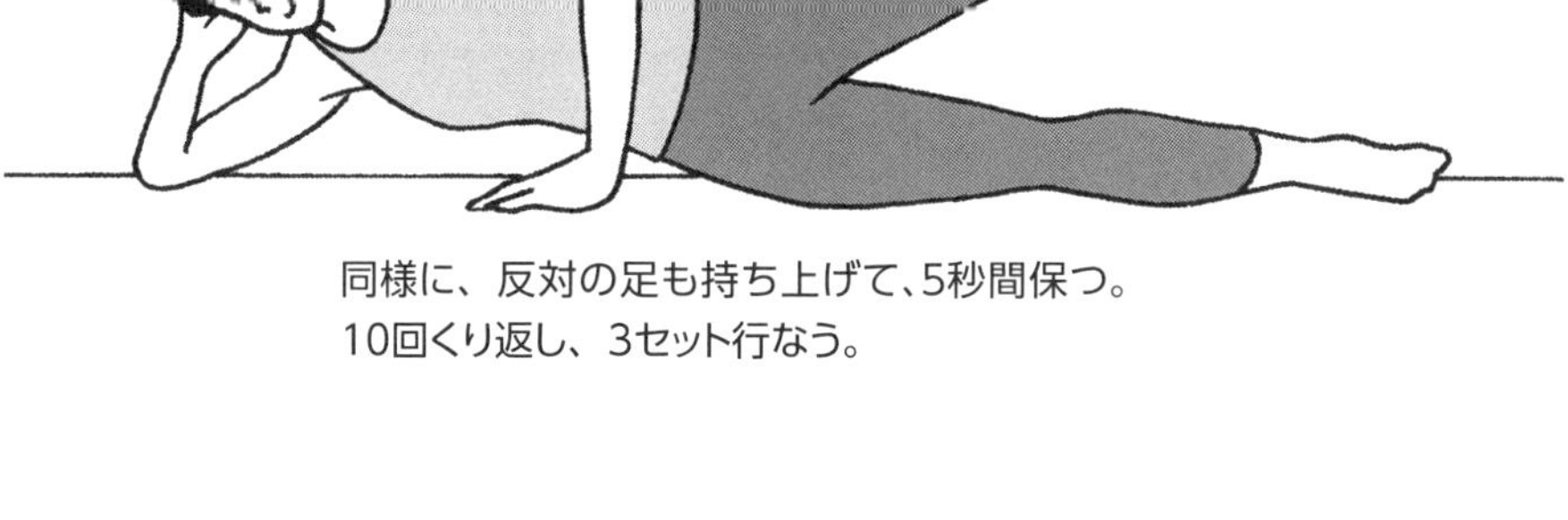

同様に、反対の足も持ち上げて、5秒間保つ。
10回くり返し、3セット行なう。

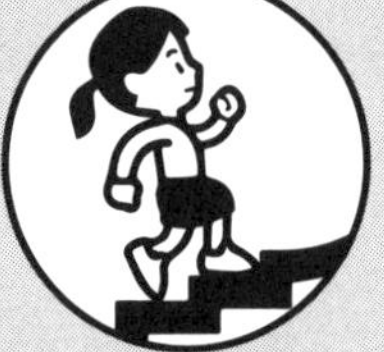

就寝前のストレッチでリラックス効果と血流促進！

トレーニングの前に行なうのもオススメです。

筋肉の疲れを取り、リラックス効果も期待できるストレッチ

ストレッチは、運動前に体を温め、筋肉をほぐす役目があることで知られていますが、就寝前に行なえば1日の疲れが取れ、血流を改善しリラックスできるため、安眠効果も期待できます。体力がない人でも無理なく行なえます。

ここに紹介するストレッチは、どれもゆったりとした気分で、ゆっくり行なうものばかり。筋肉に少し張りを感じるぐらいまで伸ばしても、痛みを感じるまでは続けず、伸ばしたままの状態で20〜30秒キープしてください。

肩甲骨はがしストレッチ

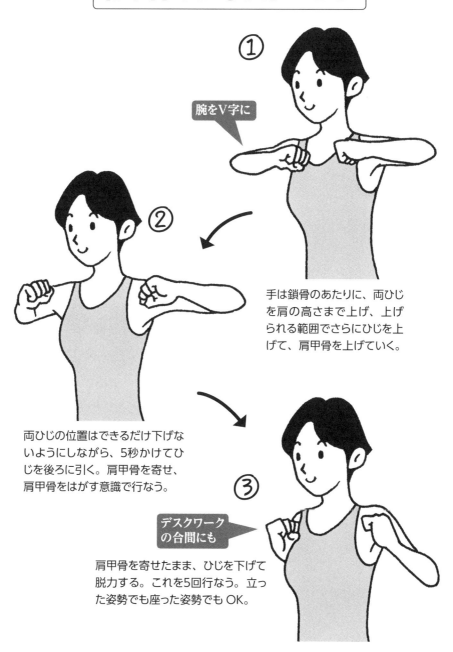

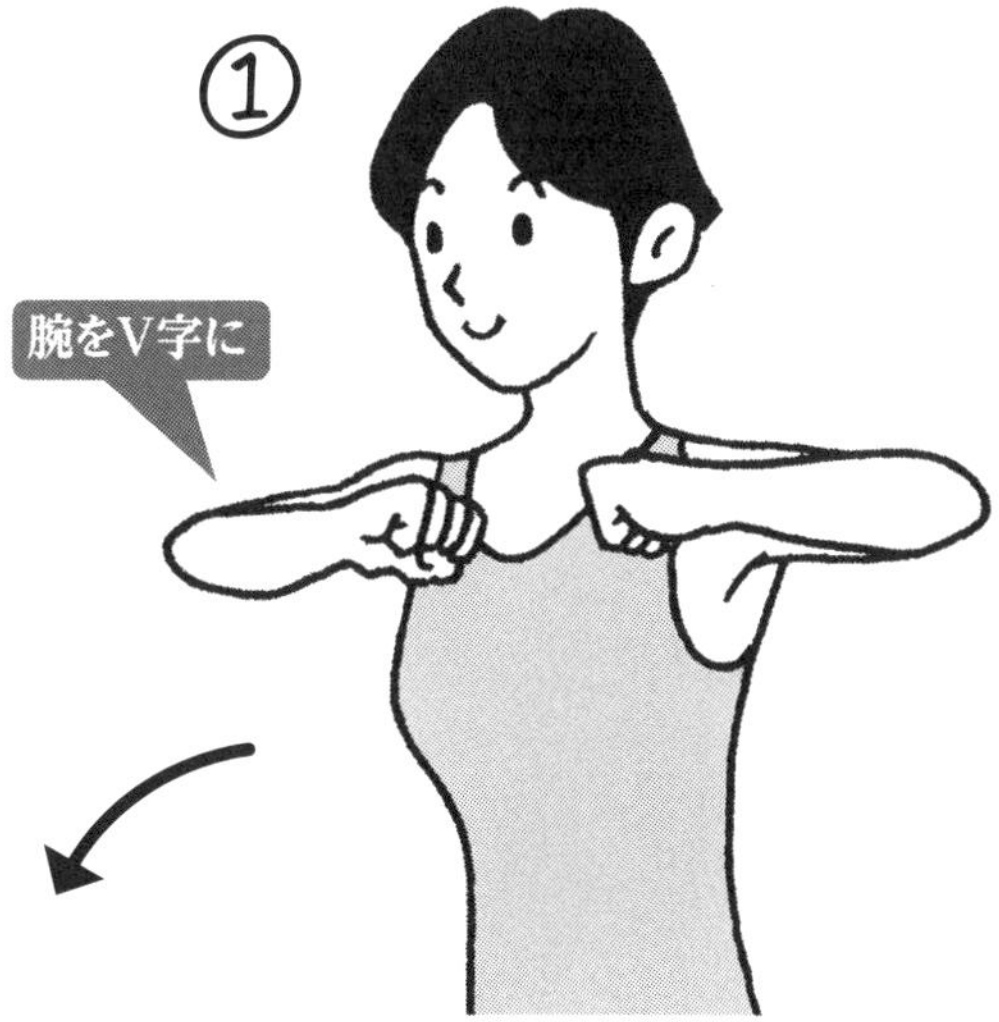

手は鎖骨のあたりに、両ひじを肩の高さまで上げ、上げられる範囲でさらにひじを上げて、肩甲骨を上げていく。

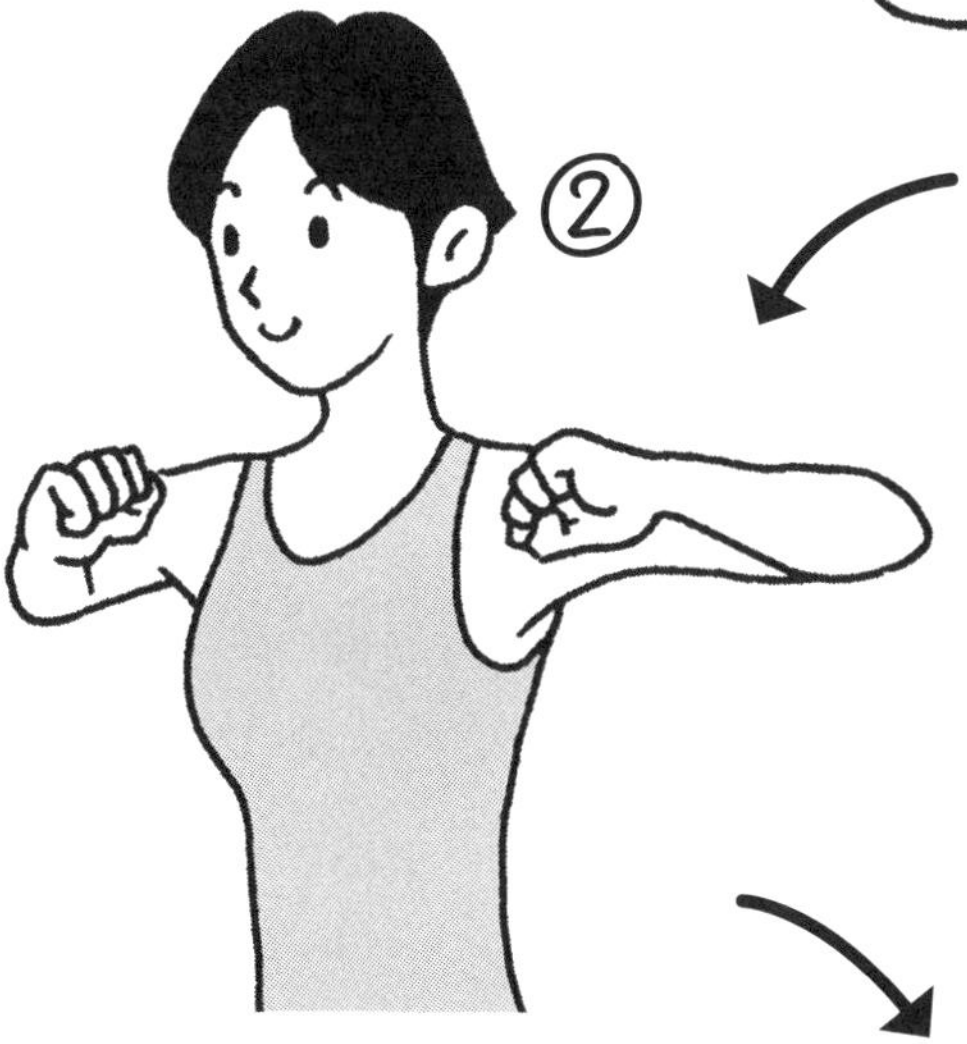

両ひじの位置はできるだけ下げないようにしながら、5秒かけてひじを後ろに引く。肩甲骨を寄せ、肩甲骨をはがす意識で行なう。

肩甲骨を寄せたまま、ひじを下げて脱力する。これを5回行なう。立った姿勢でも座った姿勢でもOK。

ふくらはぎ＆アキレス腱伸ばし

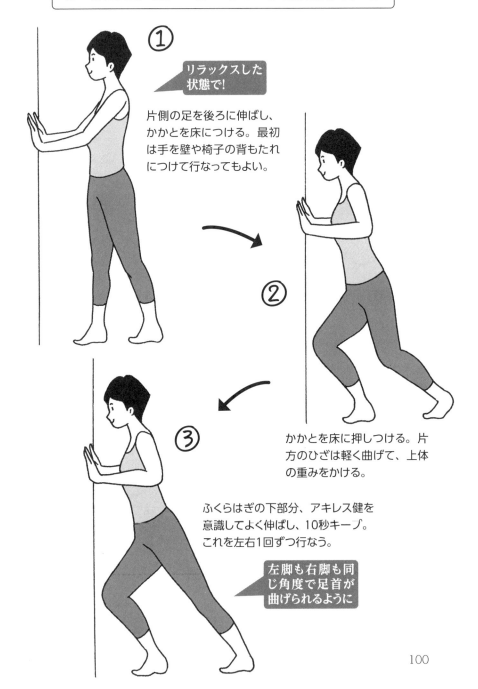

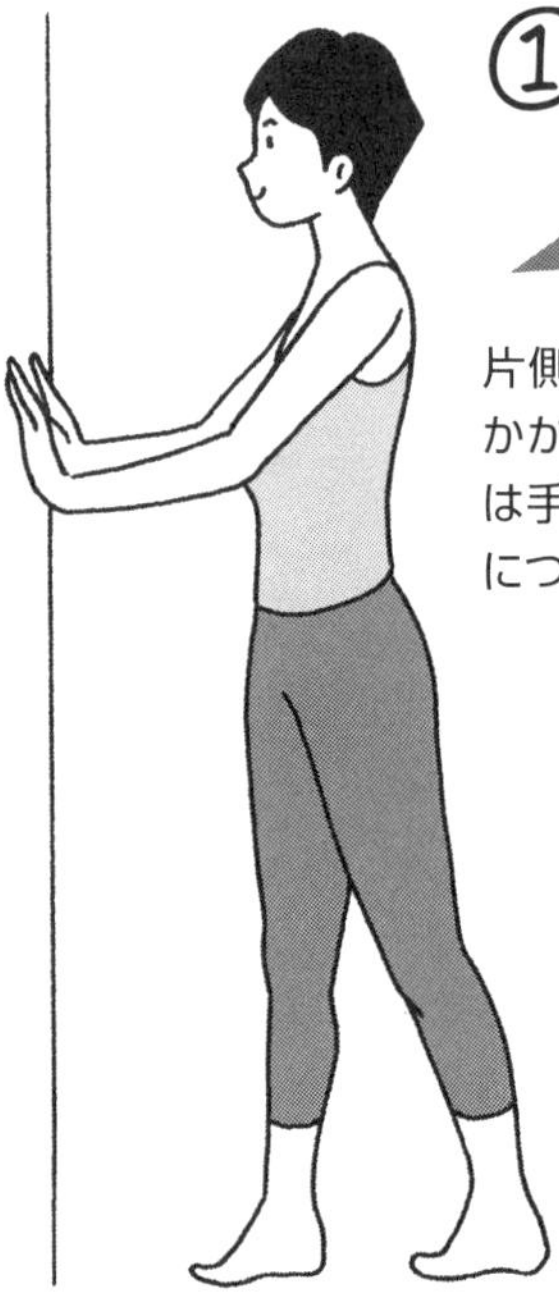
リラックスした
状態で!

①

片側の足を後ろに伸ばし、かかとを床につける。最初は手を壁や椅子の背もたれにつけて行なってもよい。

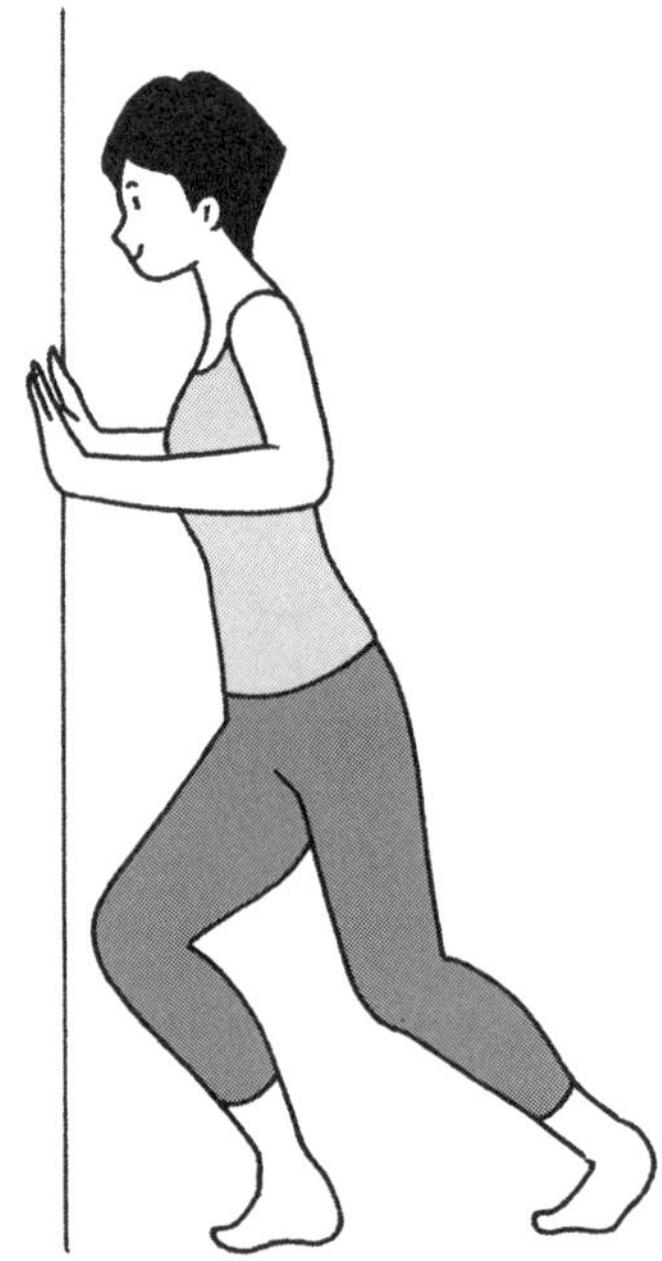

②

かかとを床に押しつける。片方のひざは軽く曲げて、上体の重みをかける。

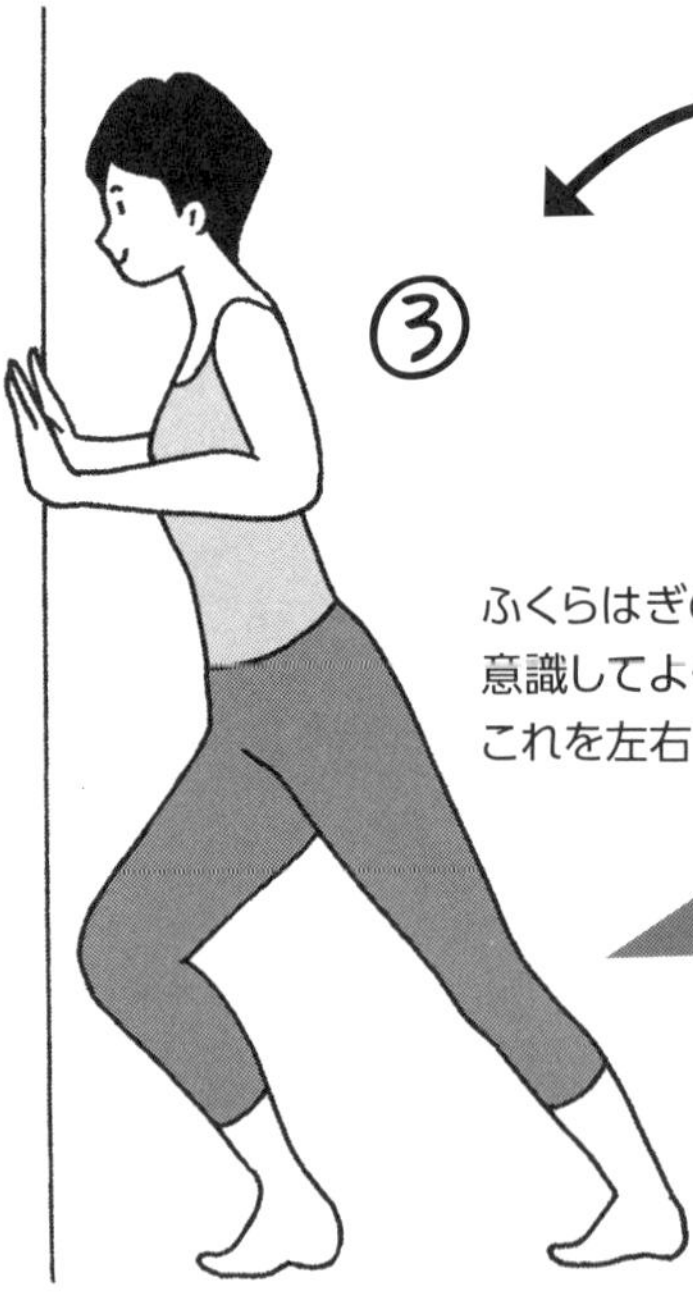
左脚も右脚も同
じ角度で足首が
曲げられるように

③

ふくらはぎの下部分、アキレス健を意識してよく伸ばし、10秒キープ。これを左右1回ずつ行なう。

寝転んで足を引き寄せるストレッチ

①

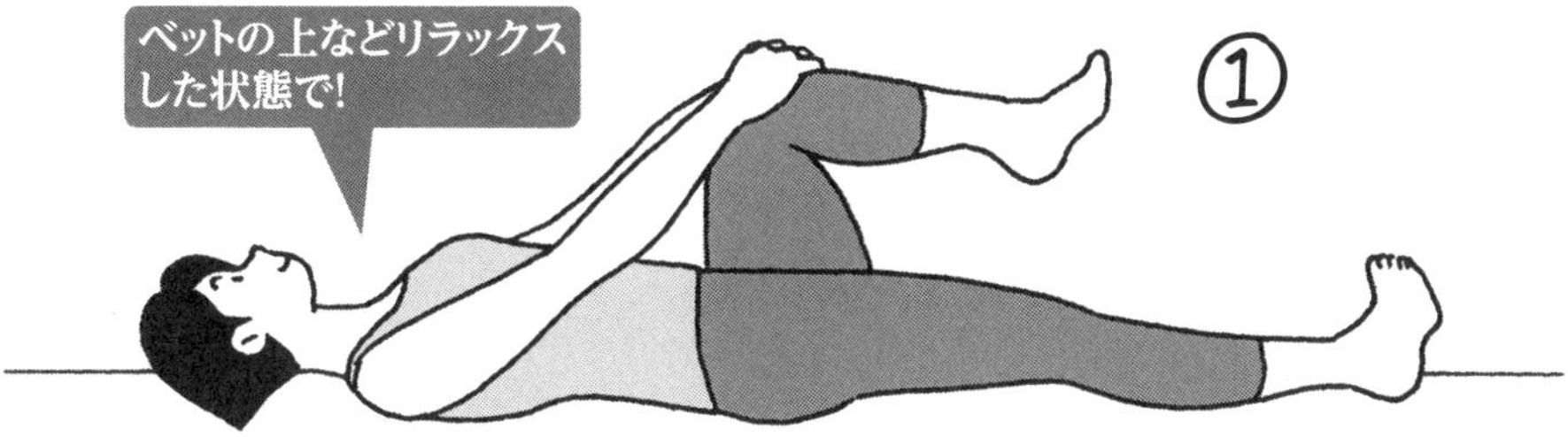
ベットの上などリラックスした状態で!

仰向けになって両肩を床につけたまま、片方のひざを曲げる。

②

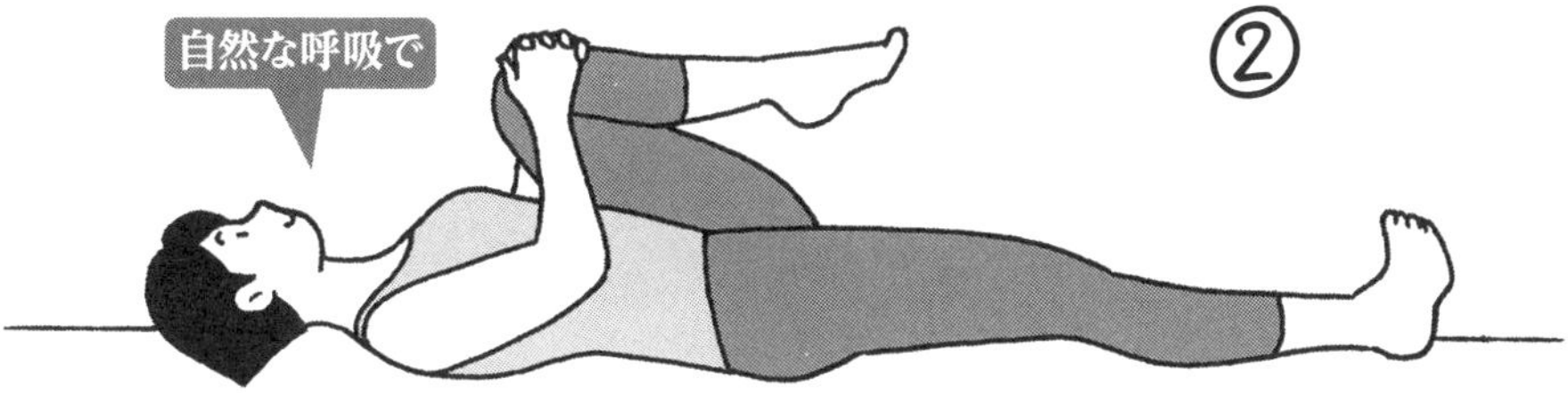
自然な呼吸で

片ひざを両手で抱えて上半身に引きつけながら、お尻と太腿の裏の筋肉を伸ばす。

③

太腿の裏の伸びを感じながら5秒ほどキープ。反対側も同じようにくり返す。

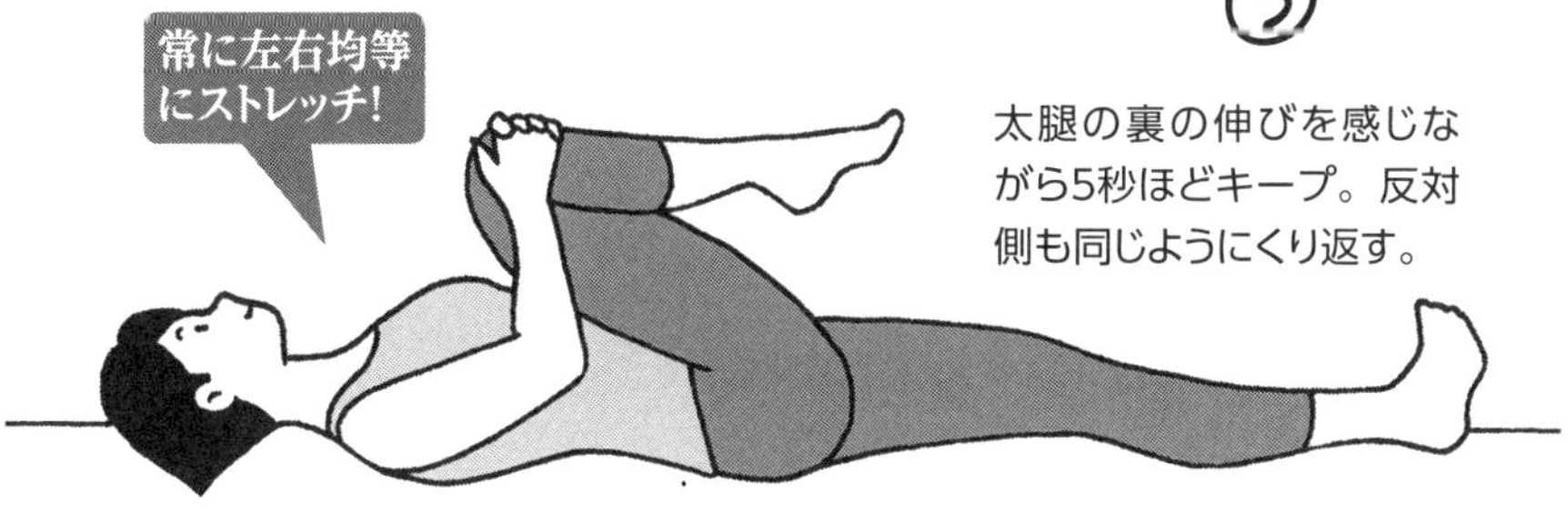
常に左右均等にストレッチ!

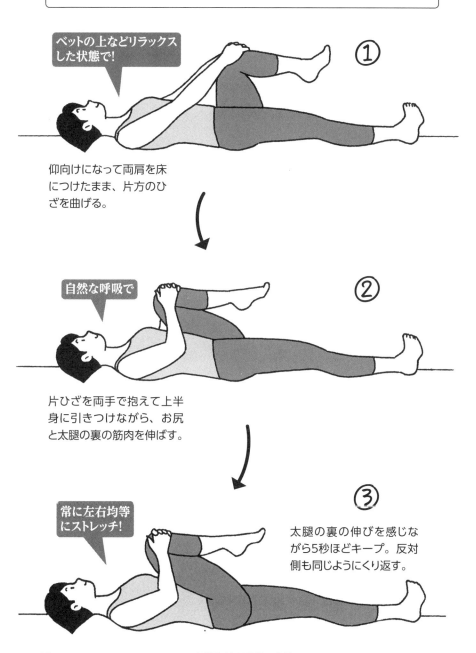

お腹と背中を伸ばす猫のストレッチ

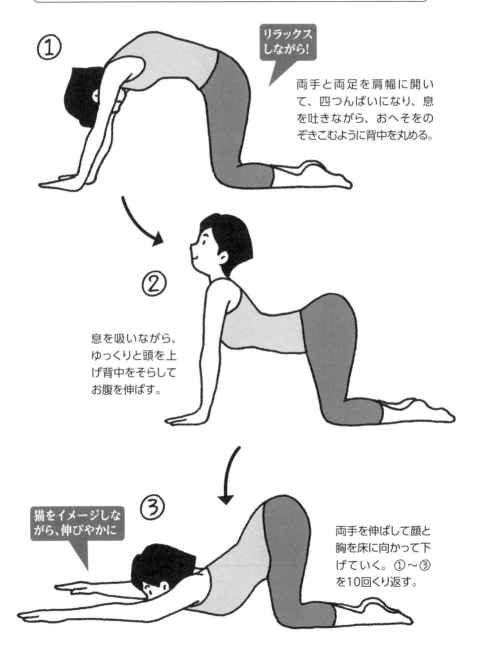

①

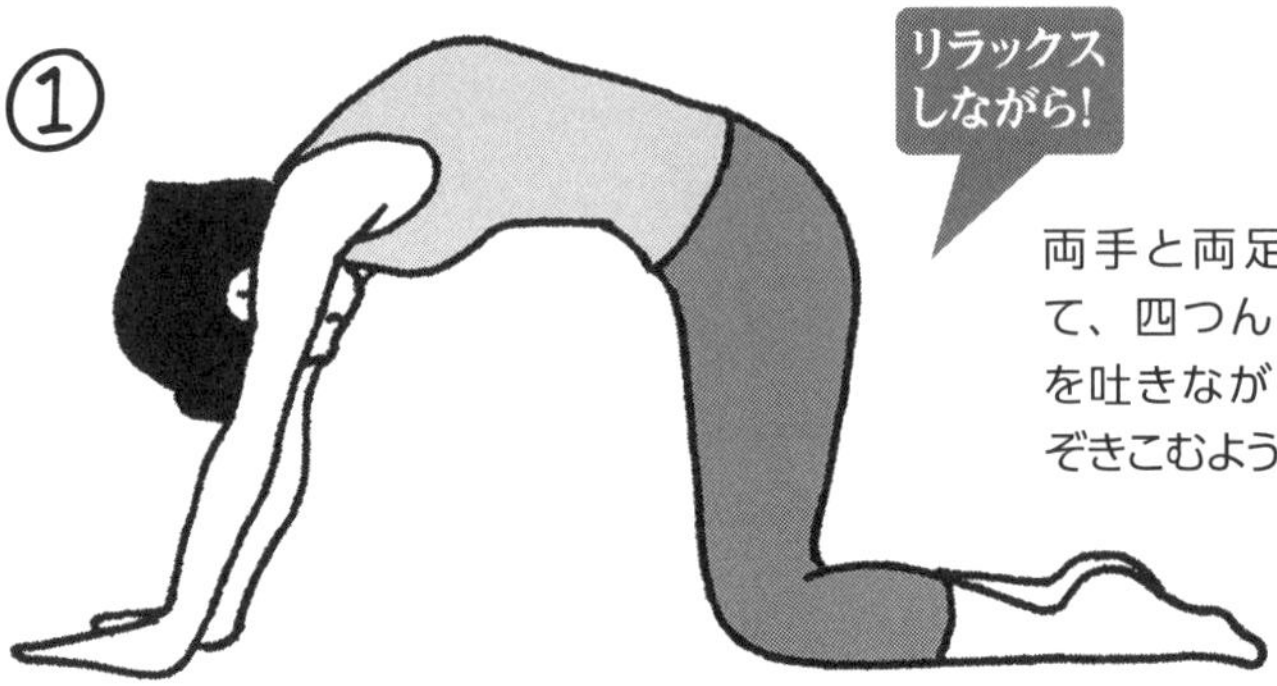
リラックス
しながら!

両手と両足を肩幅に開いて、四つんばいになり、息を吐きながら、おへそをのぞきこむように背中を丸める。

②

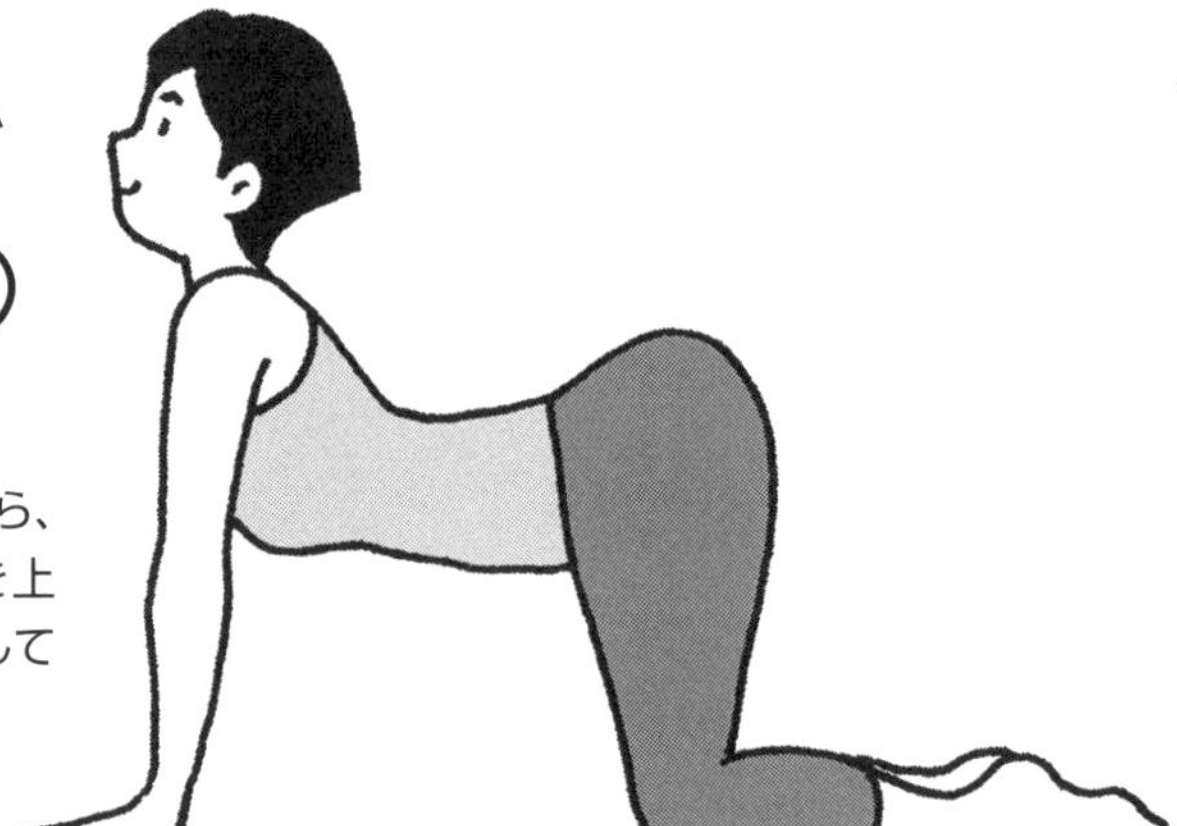

息を吸いながら、ゆっくりと頭を上げ背中をそらしてお腹を伸ばす。

③

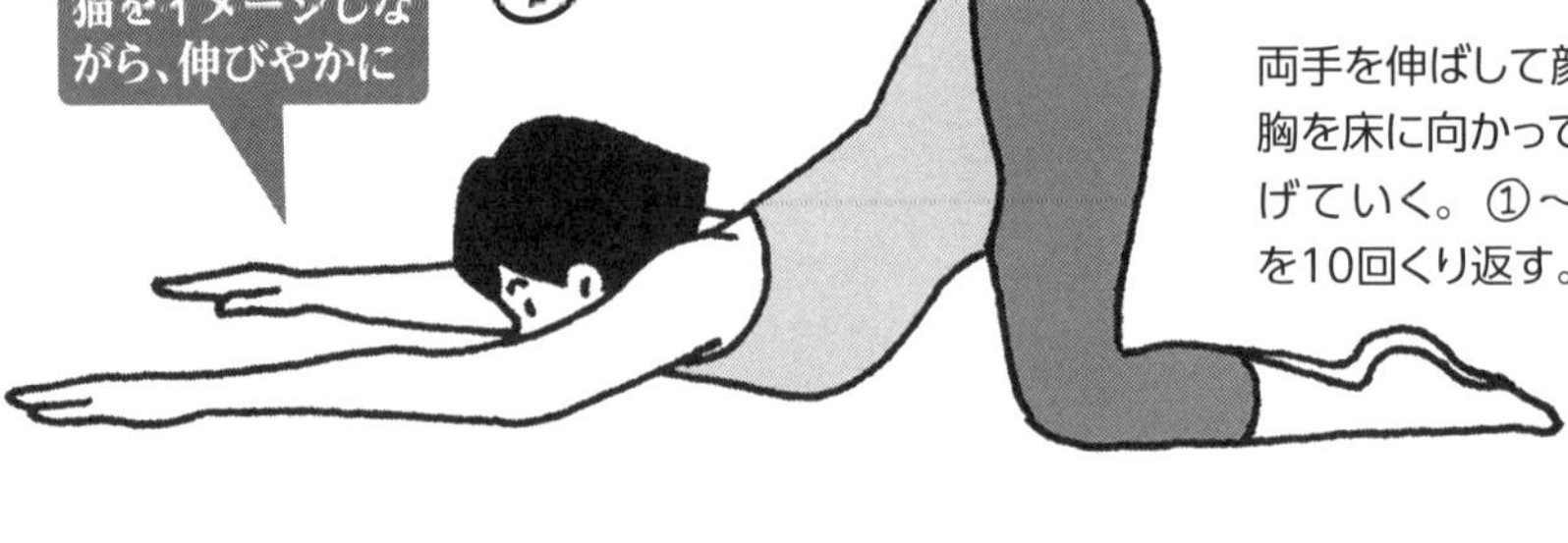
猫をイメージしな
がら、伸びやかに

両手を伸ばして顔と胸を床に向かって下げていく。①～③を10回くり返す。

お尻を伸ばすストレッチ

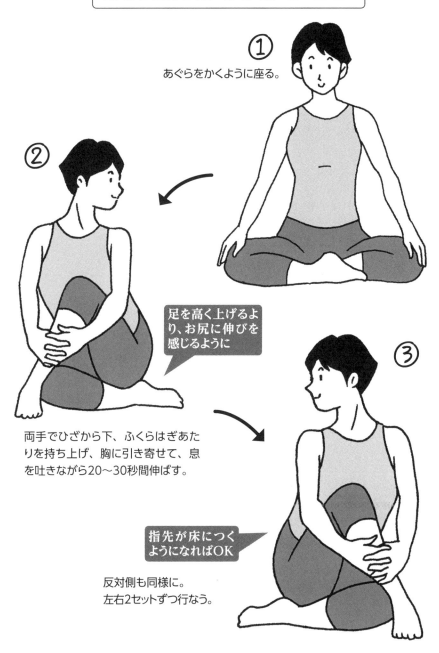

①

あぐらをかくように座る。

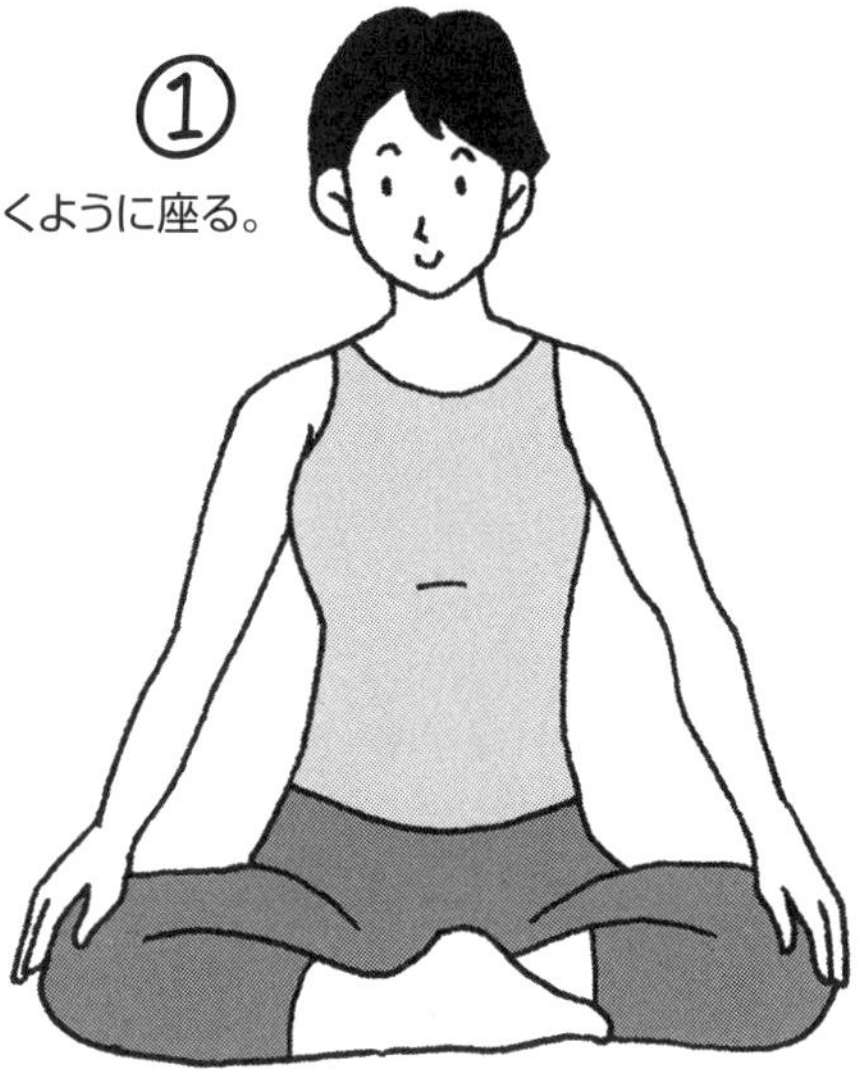

②

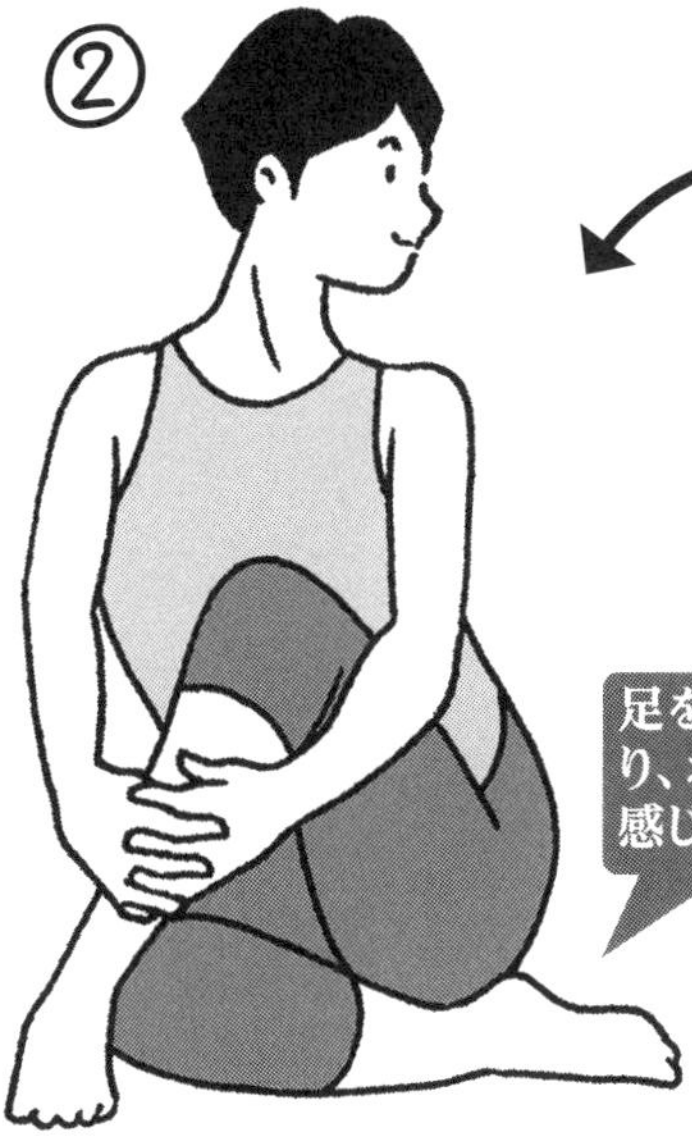

足を高く上げるより、お尻に伸びを感じるように

両手でひざから下、ふくらはぎあたりを持ち上げ、胸に引き寄せて、息を吐きながら20〜30秒間伸ばす。

③

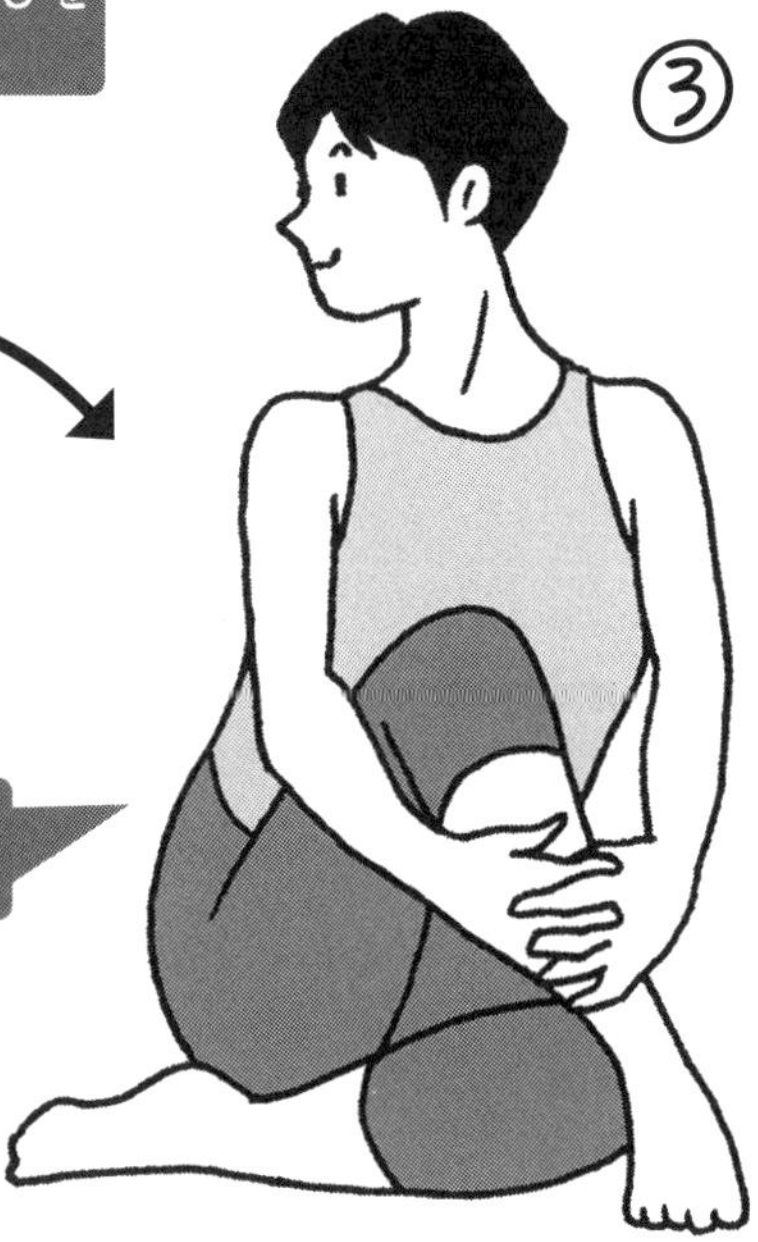

指先が床につくようになればOK

反対側も同様に。
左右2セットずつ行なう。

足の内側ストレッチ

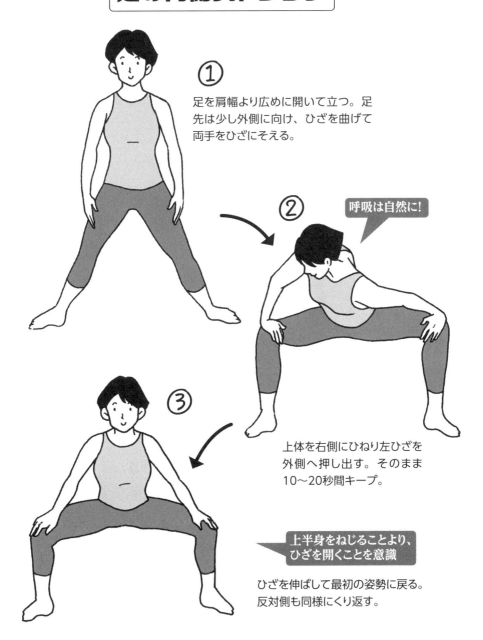

①

足を肩幅より広めに開いて立つ。足先は少し外側に向け、ひざを曲げて両手をひざにそえる。

②

呼吸は自然に!

上体を右側にひねり左ひざを外側へ押し出す。そのまま10～20秒間キープ。

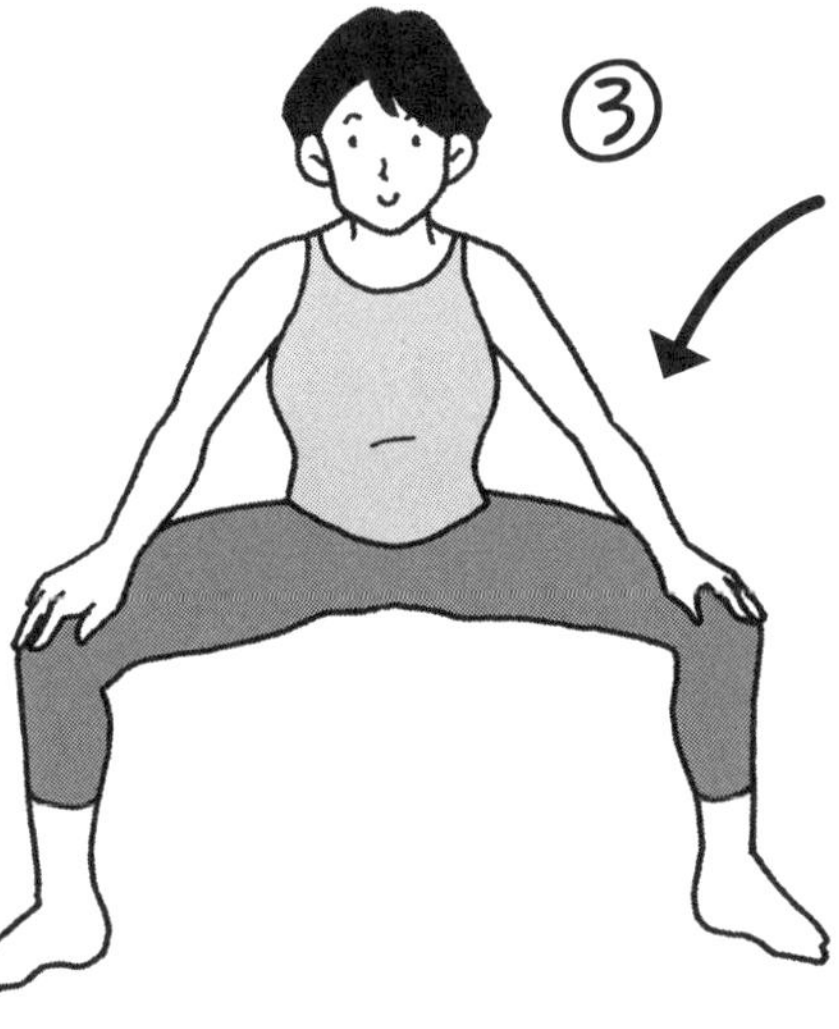

③

上半身をねじることより、ひざを開くことを意識

ひざを伸ばして最初の姿勢に戻る。反対側も同様にくり返す。

足の外側ストレッチ

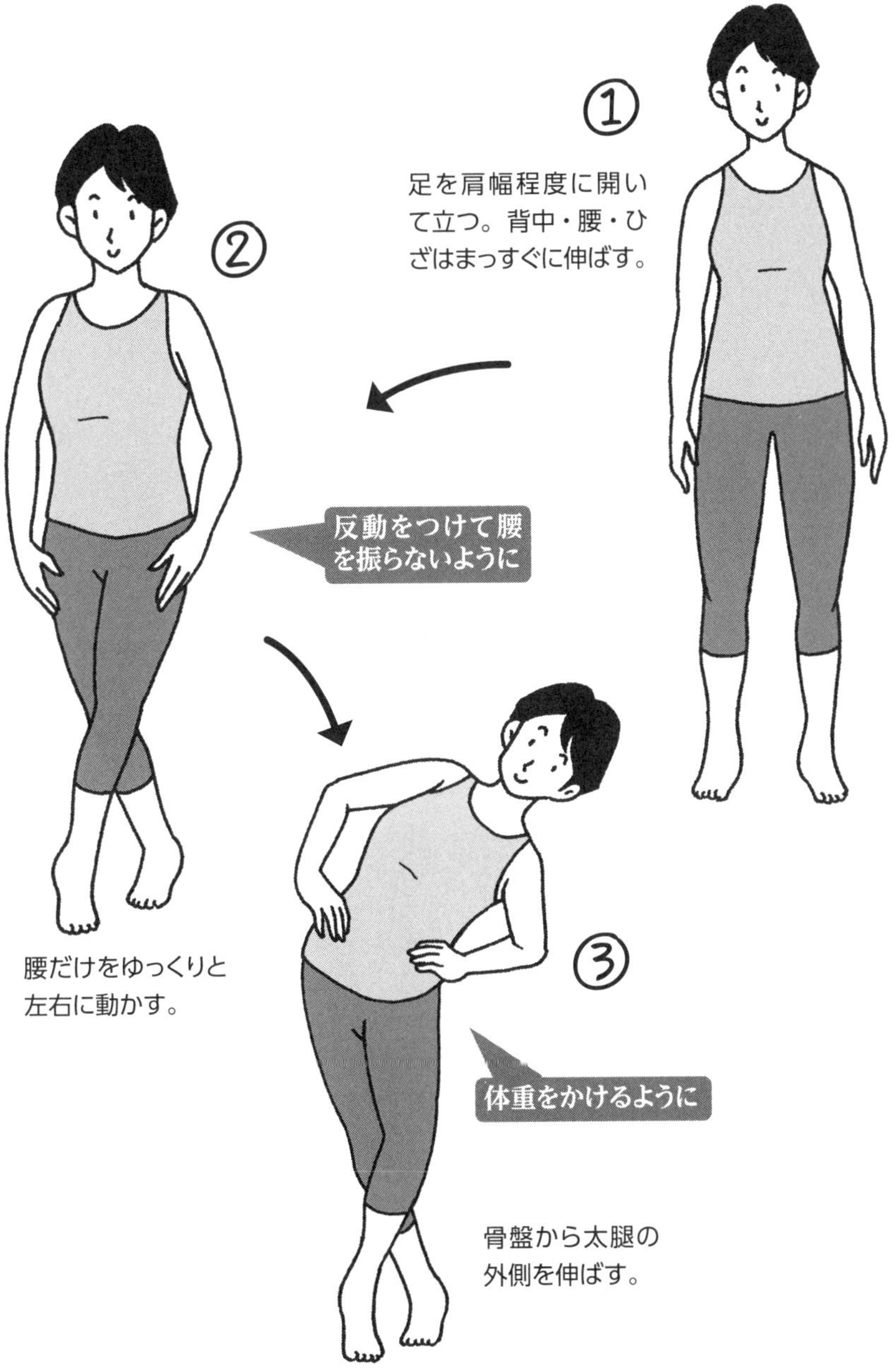
①
足を肩幅程度に開いて立つ。背中・腰・ひざはまっすぐに伸ばす。
②
反動をつけて腰を振らないように
腰だけをゆっくりと左右に動かす。
③
体重をかけるように
骨盤から太腿の外側を伸ばす。

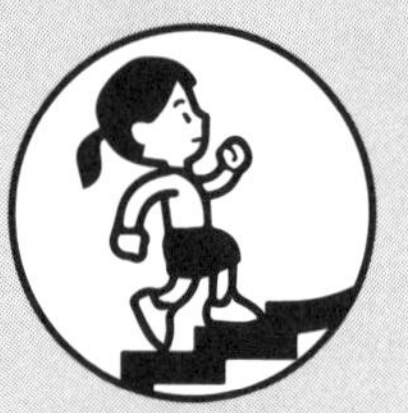

コレステロール値が高いと現われる女性の体の変化

更年期には、動脈硬化などのリスクを高めるさまざまな体の変化が現われます。

閉経後のエストロゲンの減少による動脈硬化抑制の低下

閉経後の女性にどんな変化が現われるのか、気になる人も多いのではないでしょうか。閉経前の女性が動脈硬化が引き金となる心筋梗塞や脳梗塞を発症する割合は、男性の約5分の1といわれています。

これは女性ホルモンのひとつエストロゲンが、骨や肝臓、皮膚、心筋などの細胞の増殖を抑制しているからです。

そしてすい臓、腎臓、甲状腺、筋肉、血管など、さまざまな器官が正常に作用するよう、助ける働きをしていることも大きく影響しているといわれています。

エストロゲンとインスリン抵抗性の関係としくみ

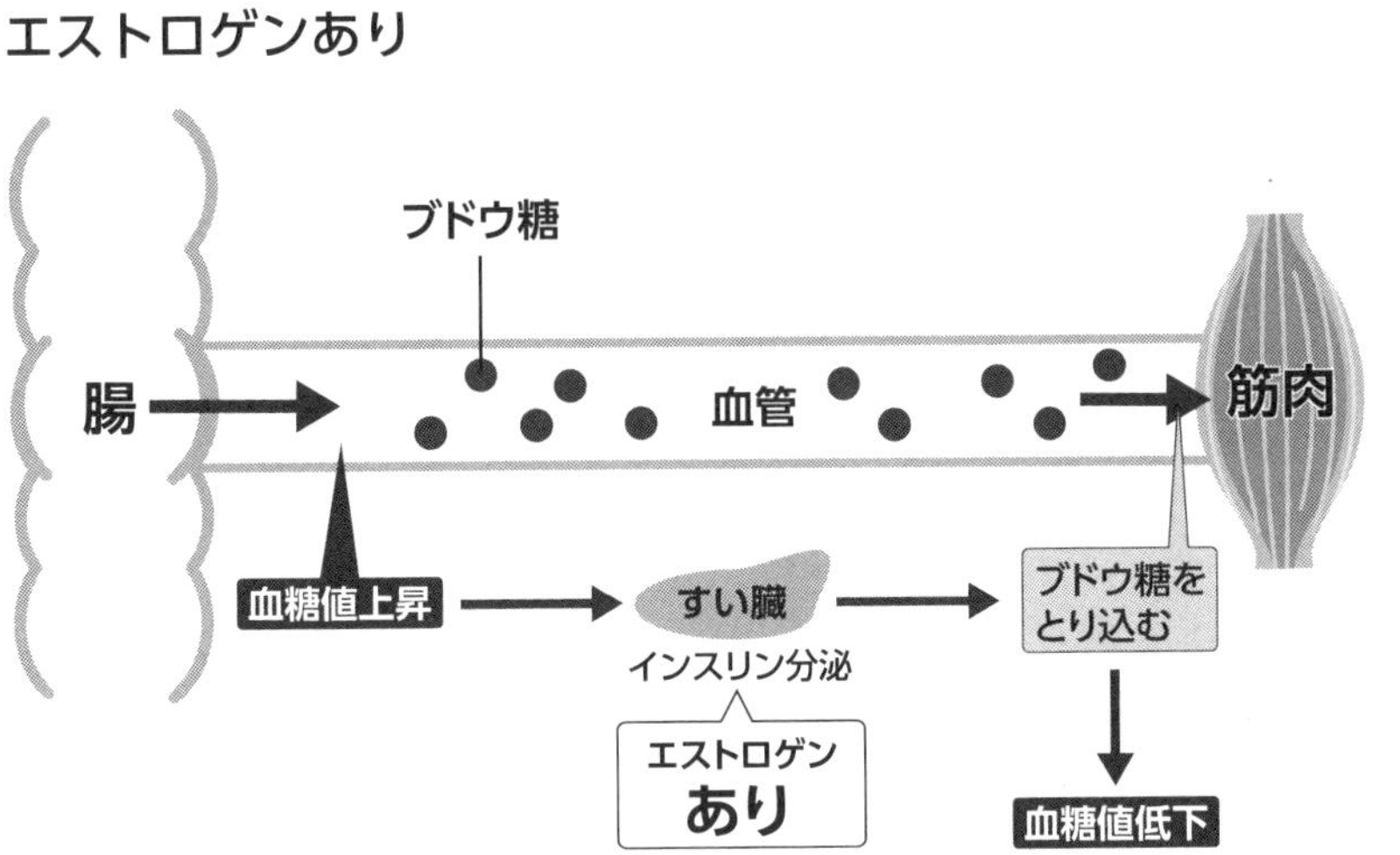

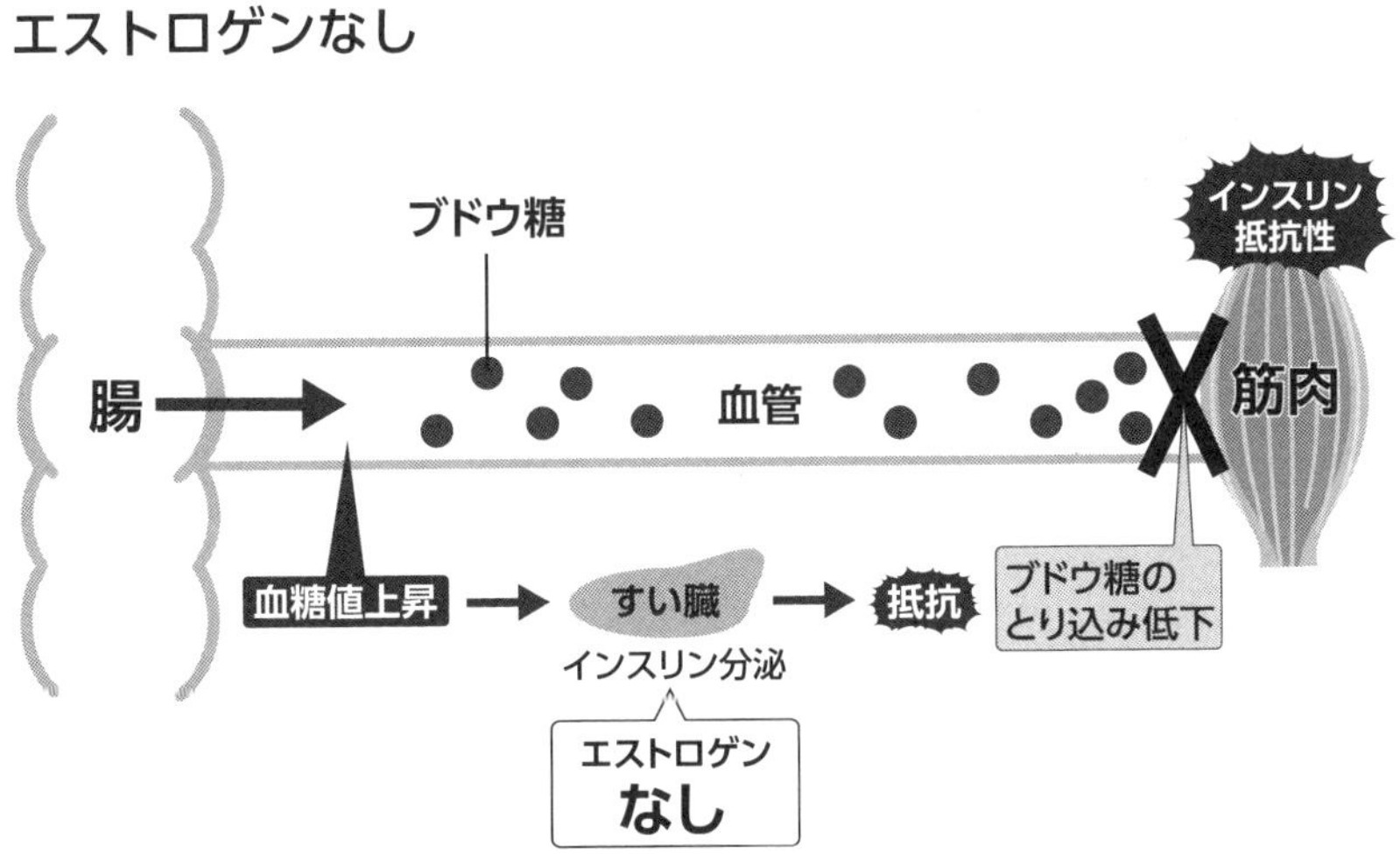

インスリンの働きには、エストロゲンの分泌が大きく関わっていることがわかります。

さらにエストロゲンには、動脈硬化を抑制する作用もあるとされているのです。

ところが更年期前後にはエストロゲンは減少し、閉経後に卵巣から分泌されなくなると、動脈硬化を抑制する働きも低下してしまいます。

ですから、**閉経前から動脈硬化の引き金となる運動不足、喫煙、不規則な生活を改善し、生活習慣を見直す準備を始めるようにしましょう。**

パート2にある運動を実践したり、パート4を参考に食生活などを改善することをおすすめします。

閉経後の糖尿病の発症率

40代後半からのエストロゲンの減少で、血圧の上昇をもたらすことも多くなります。

これは血管の拡張作用が得られなくなるばかりか、収縮性が高まってくるからです。更年期に精神面が不安定になると、さらに血圧は上昇しやすくなります。

またエストロゲンにはインスリンの働きを助ける作用もあり、閉経後にエストロゲンの分泌量が減少すると、インスリンが肝臓や筋肉、脂肪細胞などで正常に働くことができなくなって、「インスリン抵抗性」という症状を引き起こすこともあります。

インスリンが不足したり、働きが悪くなることで起こるインスリン抵抗性は、肥満や高血圧の人だけでなく、高中性脂肪血症、低ＨＤＬコレステロール血症の人にも多くみられる症状です。

糖尿病は脂質異常症との組み合わせで、動脈硬化を引き起こす重大な危険因子ともなりますので、とくに閉経後の女性には注意したい病気のひとつといえます。

肥満は動脈硬化の危険因子を合併させる

女性の場合は、腹囲が90㎝に満たなくても、女性ホルモンの低下の影響で、年を重ねるごとに閉経や更年期などの症状で食欲を促されます。

これによって内臓脂肪が増える危険性も高まっていきます。内臓についた脂肪を、運動や食事療法などで減らしていく努力が必要だといえるでしょう。

閉経後にはLDLコレステロールや中性脂肪の値が高くなります。このことから、閉経前に比べて動脈硬化のリスクがさらに高まるということを覚えておきましょう。

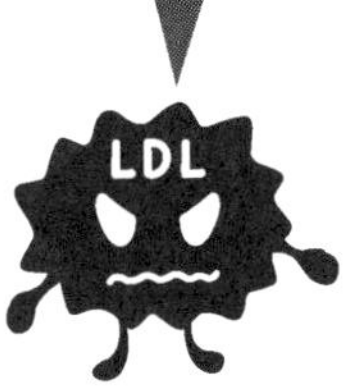

健康のために知っておきたい話③

喫煙とコレステロール、運動能力の関係

喫煙は心筋梗塞や脳卒中の原因となる動脈硬化のリスクを高めます。HDLを減らしてLDLと中性脂肪の原料となる遊離脂肪酸を増加させます。硬化を進行させる危険因子にもなります。さらにインスリンの働きを妨げるため、糖尿病にかかりやすくなります。体の機能としては、持久力が低下し、肺胞を破壊し、筋力、回復力を低下させます。喫煙をするだけでコレステロールと運動能力、どちらも悪い方向に進んでしまうということを覚えておきましょう。

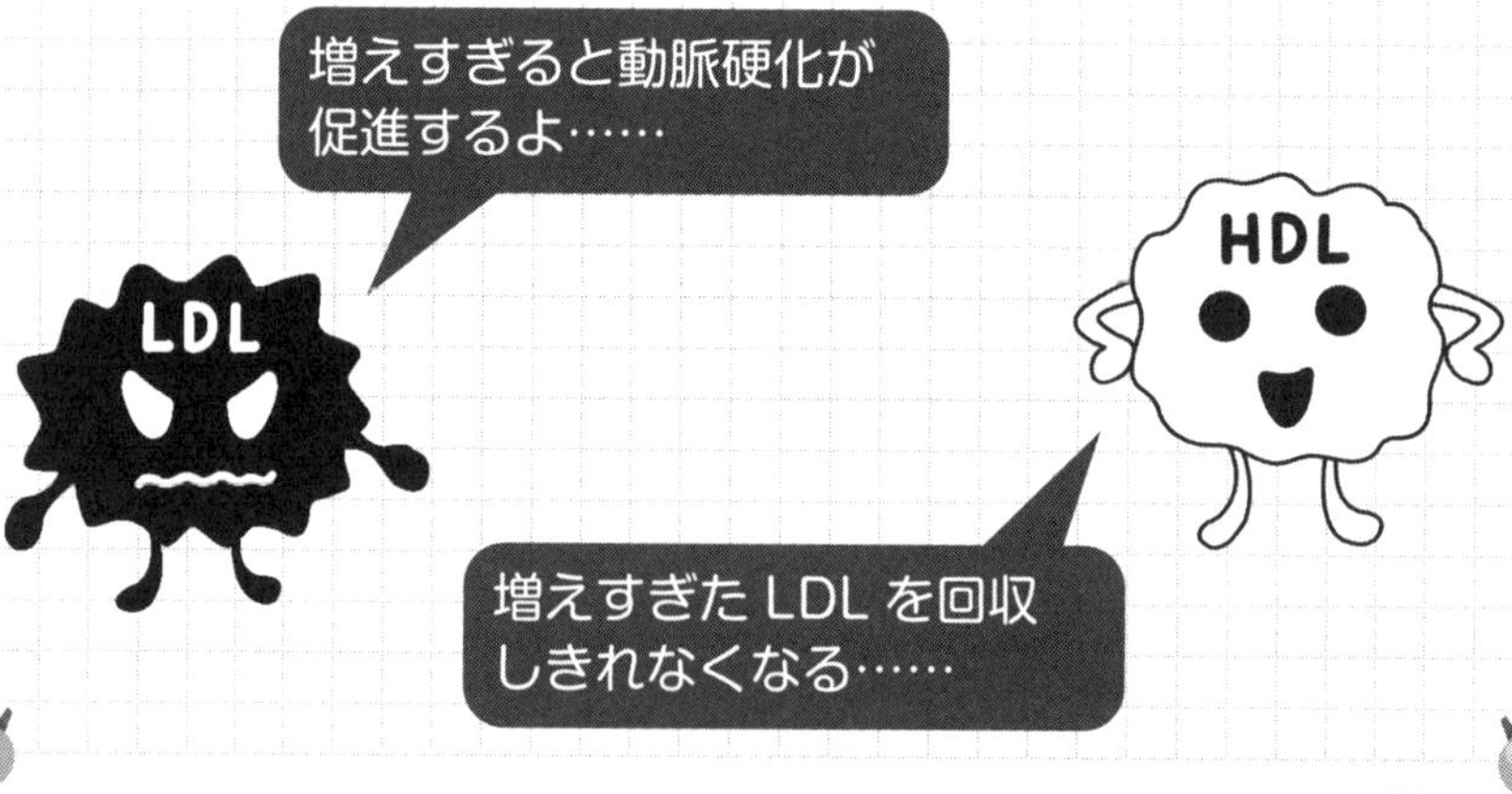
増えすぎると動脈硬化が促進するよ……
LDL
HDL
増えすぎたLDLを回収しきれなくなる……

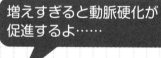

part 4

暮らしを見直して コレステロール・中性脂肪を改善！

食事のカロリー、塩分、脂質を計算してみよう

自分の食事について、栄養素やカロリーを正確に記録してみましょう。

1日分の総カロリーを把握する

コレステロールや中性脂肪の数値を改善するには、1日の総カロリー量や塩分、脂質などをどの程度摂取しているか、現状を確認する必要があります。

1日分だけでは食事量や栄養、塩分などが多すぎたり少なすぎたりするかもしれないので、数日~1週間分ぐらいの食事内容を間食も含めて記録します。

食材や調味料、料理別のカロリー一覧表などは、インターネットで参考にできるサイトを探したり、アプリをダウンロードしたりすれば簡単にわかります。

自分で食材などを計る

成分・カロリー表示を見ればカロリー、塩分、脂質、炭水化物、たんぱく質などの3大栄養素の分量などがわかります。料理をするときは、食材や調味料のふだん使っている分量を、スプーンやキッチンスケールで計りながら作りましょう。塩分濃度を計測できる塩分濃度計が便利です。

一つひとつ計るのは大変なので、それぞれの栄養素表示のあるレシピを基準にして、だいたい何gという概算でもよいでしょう。

ふだんの食事でどれぐらい脂質を摂取しているのかが明確になれば、減らしたほうがいい調味料の種類や分量なども見えてきます。

塩分の摂取量をおさえる

コレステロールや中性脂肪の数値が悪化している脂質異常症の人やその予備軍の人、メタボリックシンドロームの人は、血圧も上がりやすい状態なので、減塩が必要です。

厚生労働省は、健康な日本人が当面目標とすべき1日の塩分摂取量は、成人男性で7・5g未満、成人女性で6・5g未満としています。

日本高血圧学会では、治療・予防のために男女とも6g未満の摂取を推奨しています。1日に6g未満に抑えるのはかなり努力が必要です。まずは男性が7・5g未満、女性は6・5g未満にすることから始めてみてください。

基本的な大さじ1杯は15g、小さじは一杯は5gですので、1人分の調理の際は小さじは1杯と覚えておきましょう。これまで作ってきた料理も小さじ1杯で作ってみるのもいいでしょう。

塩分や脂質を減らす工夫

塩の使用量を減らすためには、減塩調味料を使う、塩の代わりにレモンやゆず、酢を用いる、塩分の多い顆粒や粉末のだしを避けて、かつお、昆布、きのこ、貝類といった天然のだしやうまみを活用しましょう。

脂質カットのためには、フッソ樹脂加工のフライパンを使って油の量を減らす、クッキン

エネルギーの食事摂取基準(推定エネルギー必要量 kcal/日)

女性			
身体活動レベル	Ⅰ	Ⅱ	Ⅲ
30〜49(歳)	1,750	2,000	2,300
50〜69(歳)	1,650	1,900	2,200
70以上(歳)	1,500	1,750	2,000

低い(Ⅰ)	普通(Ⅱ)	高い(Ⅲ)
生活の大部分を座って過ごしているなど、身体活動が極めて低い場合	座って仕事をすることが多いが、職場内での移動や通勤、買い物、軽いスポーツなども行なう場合	移動や立って仕事をすることが多い。スポーツなど活発な運動習慣をもっている場合

常に高い身体活動レベルを意識する必要はありません。 少しずつ高めることをおすすめします。

グペーパーで余分な脂を取り除く、揚げる・炒めるより蒸す・煮る・焼く調理を多用するのがいいでしょう。

油を使用する際は、下ゆでや油抜き・電子レンジで下ごしらえをするといった方法によって、脂質の摂取量を減らせます。

具体的に何g減らせたかを明確にすることは難しいのですが、これらの方法を毎日積み重ねていくことが大切です。

積み重ねたことによって結果的に栄養素のとりすぎを防止できます。

三度の食事と腹八分目

バランスの良い食事を1日3度、きちんと食べましょう。

食事を抜くと体がよけいに脂肪をたくわえようとする

コレステロールや内臓脂肪を減らすためには、栄養のとりすぎに注意する必要があります。ただし、どちらも人間の体を構成する大切な物質なので、脂質などの栄養素を少なくすればいいというわけではありません。

脂質異常症の場合はもちろん、脂質の数値に問題のない人も、健康な食生活を維持するには食べ方のスタイルを工夫しましょう。

ひとつは、**1日に3度の食事をできるだけ決まった時間にとることです。**若い人やダイエット中の人には朝食を抜くケースがありますが、このような食べ方はかえって太りやすくなります。

人体は、食事をとらない時間が長く続くと防衛本能として胃腸の消化吸収能力がアップし、さらに中性脂肪としてたくわえられやすくなるからです。

空腹すぎると食事の際に早食い・どか食いをして食べすぎにつながることもあります。これでは本末転倒です。

腹八分目にとどめる

もうひとつの工夫の方法としては、おなかがいっぱいになるまで食べずに、**腹八分目にとどめておくことです。**

たくさん食べると消化吸収に時間がかかるため、胃腸に負担をかけます。

偏食や生活習慣の乱れや加齢、偏食などによって腸内バランスが崩れると、悪玉菌の働きが優勢になり、バクテロイデス、大腸菌といった腐敗菌の仲間がたんぱく質を分解して毒素や悪臭がするガスを発生させてしまいます。

サルで行なった実験では、好きなものを無制限に食べたグループが、カロリーを3割カットして食べる量を一定に抑えたグループより老化が進んだという結果もあります。
カロリーコントロールは健康寿命や平均寿命を延ばすとされています。

昔ながらの食べ方の注意を守る

江戸時代の儒学者である貝原益軒は、健康法などについて記した『養生訓』の中で、あっさりしたものや新鮮なもの、季節にあったものを食べる、肉は少なく野菜を多く食べる、味や脂の濃いものは避ける、夕食は控えめにするといった食事法を提案しています。

健康な食生活を送るための方法を、江戸時代の頃から日本では提案されていました。**食の欧米化によって日本人の食生活は大きく変化しました。健康に良いと思われる、日本の昔ながらの食生活を取り入れましょう。**

「とり入れることで健康的な食生活を送ることができる食材の頭文字」を語呂合わせにした「まごわやさしい」をぜひ覚えておきましょう。この「まごわやさしい」を意識することで、食生活を改善することができるかもしれません。

1日3度、なるべく決まった時間に食事をとることは、生活のリズムを整えるのに役立ち

食事のバランスに必要な「まごわやさしい」

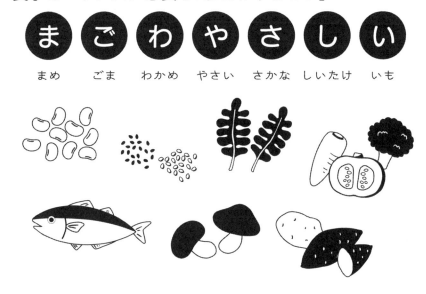

ま　ご　わ　や　さ　し　い

まめ　ごま　わかめ　やさい　さかな　しいたけ　いも

食品研究家で医学博士の吉村裕之先生が提唱されている、バランスの良い食事の覚え方です。

ます。

　一汁三菜（140ページ）など、さまざまな栄養素を偏りなくバランスよくとる、高級でなくても新鮮な食材を食べる、朝食は抜かない、食べすぎを避ける、就寝直前に食べない、急がずによく噛んで食べる、といった昔からよく言い伝えられている食べ方があります。これらは、単なる戒めや教訓にとどまらず、実際に体のためになる方法ですので、おろそかにしてはいけません。

栄養素の働きと摂取の目安

栄養素はバランス良く、適切な量を摂取する必要があります。

栄養素は大きく5つに分けられる

食べ物にはさまざまな物質が含まれていて、食べるという行為を通して消化・吸収・代謝を経て、生命の維持や体に必要な成分作りに貢献しています。

つまり、体を動かすエネルギー源、筋肉や骨・血液などを作る、体の調子を整えるといった役割を担っているので、偏りなく食べることが大事なのです。

食べ物に含まれている栄養素は、エネルギー源になる炭水化物、脂質、たんぱく質に大きく分けられ、これを3大栄養素といいます。3大栄養素に微量元素であるビタミン、ミネラルを加えると5大栄養素に分類されます。

3大栄養素と5大栄養素

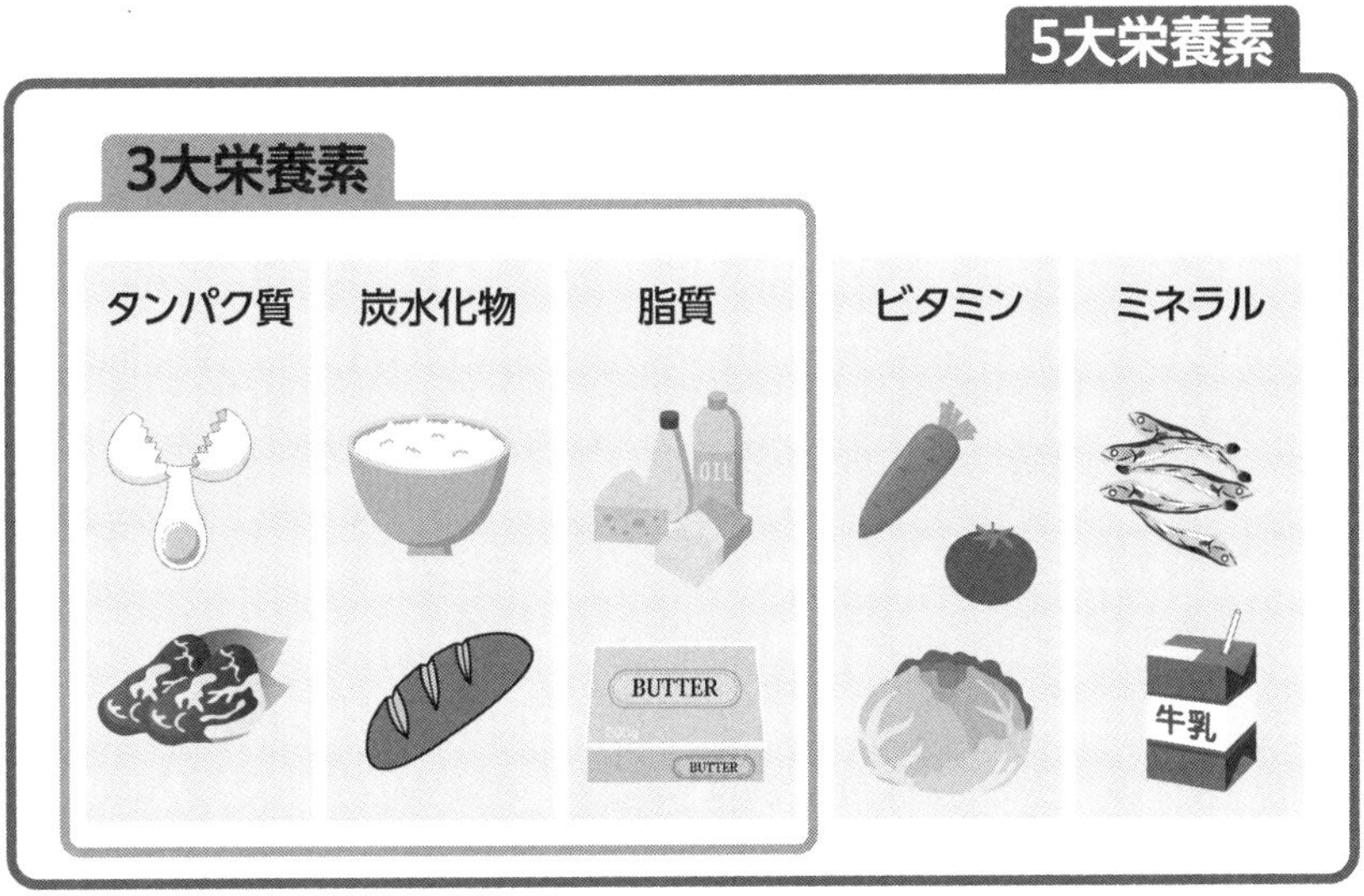

すべて体を作る、動かす、維持するために必要な栄養素です。

微量元素は体重のわずか0・02%しか体内に存在していませんが、体内の酵素を活性化するなど大事な役割があります。

どれも人体を構成するためには必要不可欠な物質です。

糖の摂取量に気をつける

炭水化物は糖質と食物繊維に分けられます。糖質は消化されて体のエネルギー源となります。

しかし、摂取量が多すぎると余った糖質が中性脂肪に代わり、肥満を促進させてしまいます。

栄養素の中で、血糖値を上げるのは糖質だけです。カロリー摂取量を抑えても、糖質を多く摂取していれば血糖値は上昇します。

流行している糖質制限ダイエットのように糖質を制限する食べ方は、糖尿病や肥満の対策として有効なのですが、中には極端に制限して、体に必要な分まで糖質をカットして、かえって健康を害する人もいます。

食品表示に炭水化物と書かれているときは、糖質と食物繊維が両方とも含まれていることになります。食べ物によっては食物繊維が多い場合もあるので、よく確認しましょう。

糖質を細かく見ていくと、ブドウ糖やくだものに含まれる果糖などの単糖類とショ糖や麦芽糖といった二糖類などの糖類、米やじゃがいもなどに多く含まれるでんぷんやオリゴ糖などの多糖類、植物由来の天然甘味料で虫歯予防になるキシリトールといった糖アルコールなどに分類されます。糖の種類を知ることでダイエットなどに活用しましょう。

食物繊維はなるべく多めにとる

炭水化物に糖質とともに含まれている食物繊維は、玄米などの穀類やきのこ、野菜に多く、糖質とは真逆の存在といえます。人間の持つ消化酵素では消化されないため、**血糖値を上げず、たくさん食べても太ることはありません。**

食物繊維は水にとける水溶性と水にとけない不溶性のものに大別されます。水溶性の食物繊維は、善玉菌と呼ばれる腸内細菌のえさになって腸内の環境を整え、コレステロールや余計な脂をからめとってくれます。

不溶性の食物繊維は水分や老廃物を吸って膨張し、便を増やして腸のぜん動運動を促進させ、便秘を解消してくれます。

たんぱく質は体をつくるもとになる

筋肉や内臓、爪、皮膚、髪を構成するたんぱく質は、体内のホルモンや酵素、免疫細胞を作り、エネルギー源として使われることもあります。

たんぱく質はさまざまなアミノ酸によって構成されていて、体内ではつねにアミノ酸の合成・分解が行なわれています。

体内で合成できるアミノ酸とできないアミノ酸に分けられ、体内で合成できないアミノ酸

は食べ物からとり入れなければならないため、食事ごとに良質のたんぱく質を補給することが大切です。

たんぱく質は、肉や魚といった動物由来の動物性と大豆や小麦などの植物性に大きく分けられます。片方だけでなくどちらも大切ですが、動物性のものには体内で合成できない必須アミノ酸があり、植物性のものは脂肪分が少ないといった特徴があります。

不足しがちなビタミンは積極的にとりましょう

新陳代謝を促し、血管や皮膚、粘膜、骨などを健康に保つために欠かせない栄養素がビタミンです。1日に必要な量は少ないのですが、食べ物からとり入れて補充する必要があります。

水にとける水溶性ビタミンは、ビタミンB群（ビタミンB_1、B_2、B_6、B_{12}、ナイアシン、葉酸、ビオチン）とビタミンCです。

ビタミンは基本的にたくさん摂取しても尿とともに排泄されるので、過剰摂取を心配することはありません。

B_1

ミネラルの主な働き

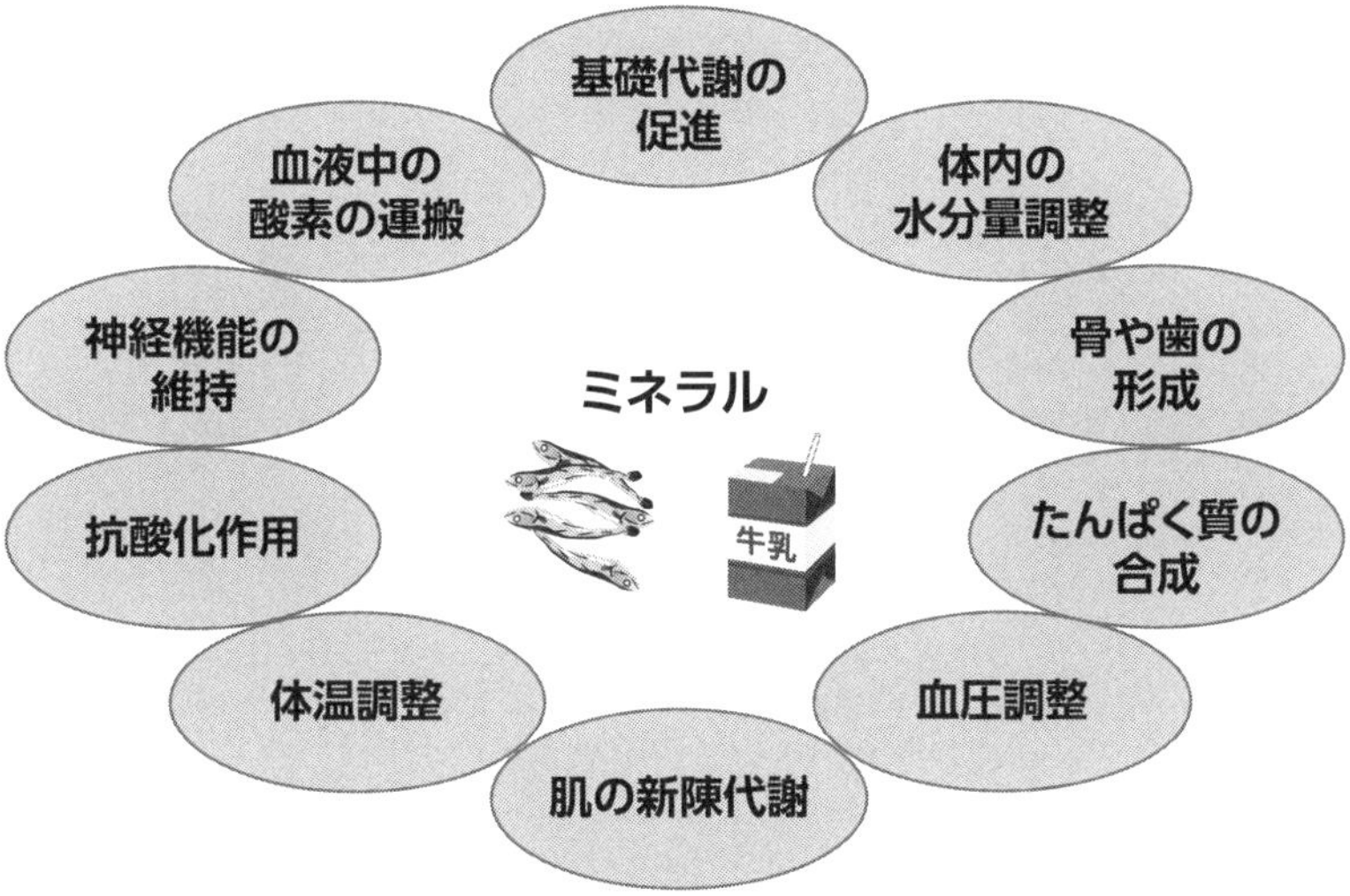
基礎代謝の促進
体内の水分量調整
骨や歯の形成
たんぱく質の合成
血圧調整
肌の新陳代謝
体温調整
抗酸化作用
神経機能の維持
血液中の酸素の運搬
ミネラル
牛乳

さまざまな働きのあるミネラルは体内では合成できないため、食事などからとり入れる必要があります。

調理や保存の方法によって壊れやすいため、現代人は一般に不足しています。野菜などから摂取することが難しい場合は、サプリメントで補いましょう。

脂溶性ビタミン（ビタミンA、D、E、K）は大量に摂取すると、肝臓をはじめ体内に蓄積され、頭痛や吐き気などさまざまな副作用が起こる危険性が高まります。

ミネラルは合成できない

人間の体に必要なミネラルは必須ミネラルと呼ばれ、16種類あります。このうち、１日の摂取量が１００㎎以上必要なものを主要ミネラル（ナトリウム、マグネシウム、リン、硫黄、塩素、カリウム、カルシウム）。

１００㎎未満のものを微量元素（クロム、マンガン、鉄、コバルト、糖、亜鉛、セレン、モリブデン、ヨウ素）といいます。

骨や歯を構成したり、体の調子を整えたりする健康維持に必須の物質で、鉄分、カルシウム、ナトリウムなどがあります。体内で合成されないため、野菜やくだもの、豆類や海藻などの食事から摂取する必要がありますが、不足しすぎても過剰摂取しても、欠乏症や過剰症状を引き起こします。

脂質は脂肪酸が主成分

脂質は１ｇあたり９Kcalと、栄養素の中でもっとも高いエネルギーが得られます。エネルギー源のほか体温保持、ホルモン・細胞膜・脳神経組織をつくる材料、ビタミンの運搬のサポートといった役割を担い、美容や健康に貢献します。

脂肪を構成するのは脂肪酸という物質です。バターやラードなどに含まれる飽和脂肪酸と大豆油や植物油、魚類になどに含まれるｎ－６系脂肪酸（オメガ６）とｎ－３系脂肪酸（オメガ３）に分けられる不飽和脂肪酸があります。日本人はオメガ３が不足しがちです。

栄養素の摂取量の目安

食べ物に含まれている栄養素の働きと1日の摂取量の目安を知ることは、食事の献立や食事内容の改善にとても重要です。

厚生労働省は、1日の栄養摂取量の目標値を年齢、性別によって「日本人の食事摂取基準」で示しています。

例えば3大栄養素の場合、**炭水化物は男女とも1日の栄養摂取量の50～65％の割合、タンパク質は男性65ｇ、女性50ｇ、食物繊維は男性20～21ｇ、女性18ｇ以上、脂質の目安は飽和脂肪酸が男女とも7％以下、オメガ6が男性10～11ｇ、女性8ｇオメガ3が男性2～2・2ｇ、女性が1・9ｇ**となっています。

どうしても食べたいものとの向き合い方

1週間に1～2度は好きなものを食べるための計画を立てましょう。

コレステロールの摂取量上限値は撤廃

かつて、1日のコレステロール摂取上限値は、日本では男性750㎎、女性600㎎といわれていました。ですが厚生労働省はこの上限値の基準を撤廃しています。そもそもコレステロールは体に必要なものであり、必要な量には個人差があるため、一概に言うことができないという理由からです。また、厚生労働省は「コレステロールの摂取目標値を定める科学的な根拠がない」としています。

とはいえ、コレステロール値が高い人は、目安として食べ物による1日の摂取量を300㎎未満に抑えなければなりません。続けてみて改善効果があまりみられない場合は、200

1日のコレステロール摂取量

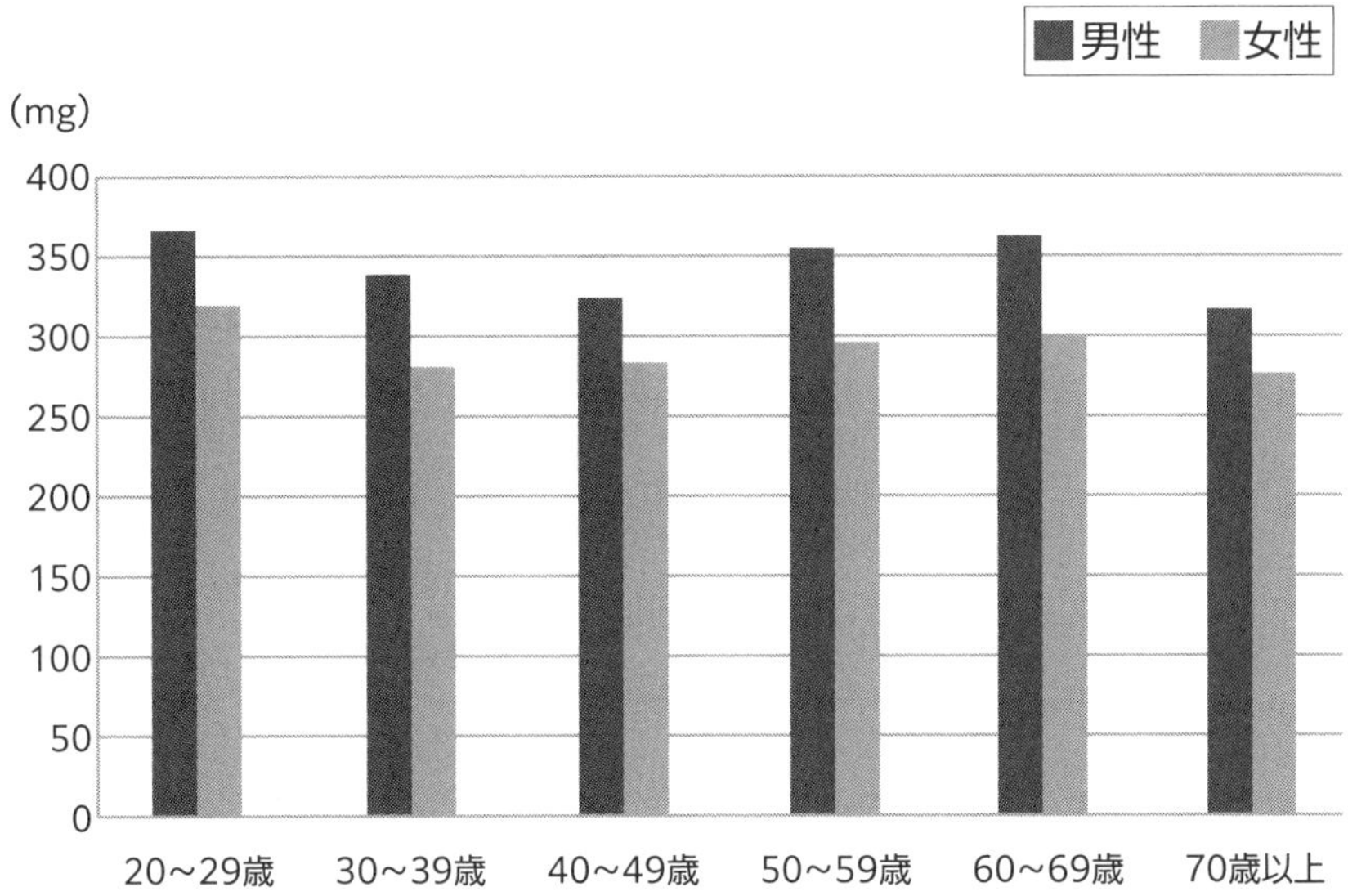

平成27年度国民・栄養調査

年齢別であらわした1日のコレステロール摂取量です。

mg未満にする必要もあるでしょう。

魚介類や卵などに多い

コレステロールがとくに多いのは、卵、レバーなどの内臓肉、うに、いくら、たらこといった魚卵、ししゃもやしらすなどの小魚、うなぎやあなご、たこ、いかなどです。

これらのコレステロール値を多く含む食べ物は、できる限り避けたほうがいいでしょう。

また、1食分だけで1日の制限量近くまで達してしまう食べ物もあります。

たとえば、卵1個は210mg、あんこうの肝（50g）が280mg、うなぎのかば焼き（120g）が276mg、いくら（30g）が144mg、脂身つき和牛リブロース（150g）が129mgなどです。

うなぎのかば焼きなどはひんぱんには食べないでしょうが、コレステロールが多いからといって卵をまったく食べないというのは現実的ではありません。1日に1個程度なら適量と考えられています。

1日、2～3日、1週間単位で摂取量の調節を

コレステロールの摂取量を毎日200～300mg未満にするのは難しいので、1日の摂取量を意識しながら、その前後の食事や、前後の日も含めて工夫しましょう。

たとえば、昼にお寿司を食べることが前もってわかっているときは、その日の朝食や夕食、前日や翌日の食事を控え目にしてコレステロール量の多い食べ物は避けます。

会食や接待など、自分で選べない食事の機会がある人は**週単位で計算して、コレステロールの摂取量が週1400～2100mgになるように抑えましょう。**

コレステロールを含む食べ物

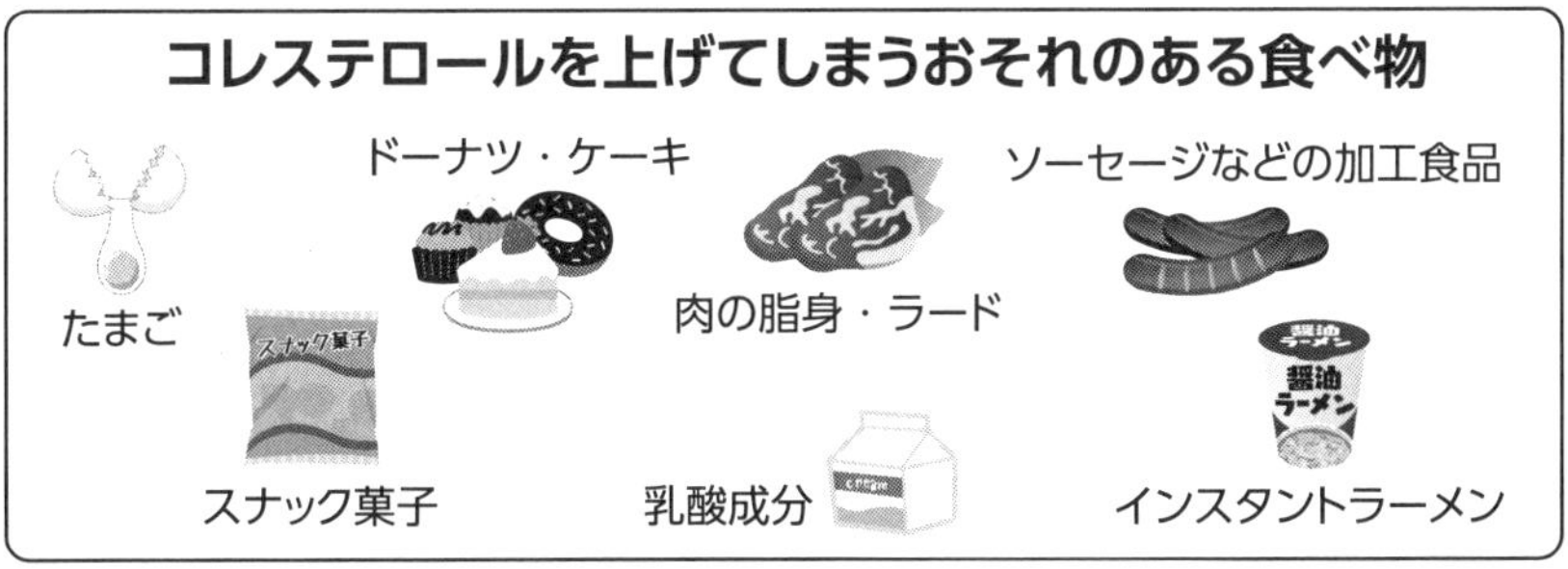
コレステロールを上げてしまうおそれのある食べ物
ドーナツ・ケーキ
ソーセージなどの加工食品
たまご
肉の脂身・ラード
スナック菓子
乳酸成分
インスタントラーメン

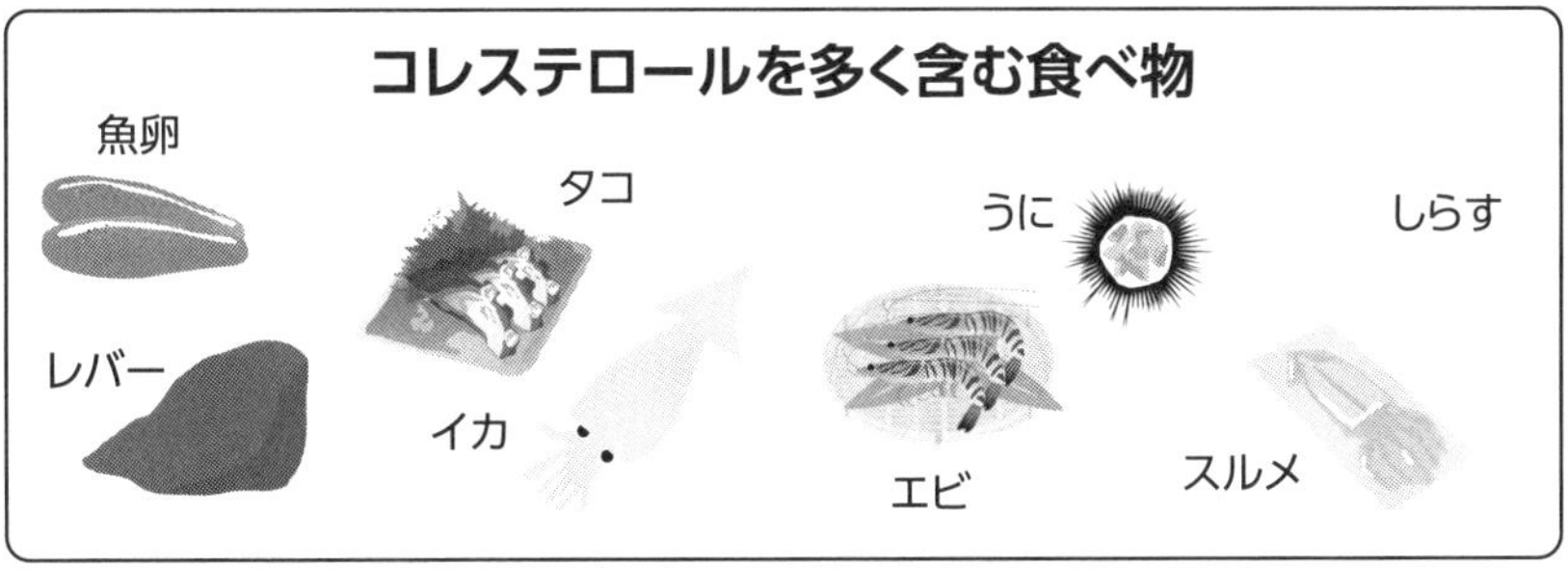
コレステロールを多く含む食べ物
魚卵
タコ
うに
しらす
レバー
イカ
エビ
スルメ

食べすぎることは危険ですが、コレステロールは体に必要な要素でもあるので、まったくとらないというのは避けましょう。

肥満防止のために、カロリーの摂取方法も1日、2~3日、1週間単位などで調節していきましょう。

毎回の食事でコレステロール量などを計算するのは簡単ではありません。1週間に1~2度程度なら好きなものを気にせず食べてもいいでしょう。

ただし、食事量は腹八分目におさえてください。また、治療中や栄養指導を受けている人は、必ず相談してください。

糖尿病治療のレシピを取り入れる

血糖値を高めない食事の仕方が脂質異常症の改善につながります。

高血糖対策が役に立つ

高血圧、高血糖、高血中脂質のトリプルリスクについては26ページで説明しましたが、高血糖も中性脂肪を増やすことになるので、糖尿病治療のレシピを日々の食事に活用することは内臓脂肪、コレステロール値の改善に役立ちます。

病気治療用のレシピであるとはいえ、食べてはいけない食材はありません。頻度や量、栄養素の比率や1日のカロリーの摂取量に気をつけることが大切です。体格や活動量など、人によって必要なカロリーは異なります。

まずは身長から標準体重を導き出し、1日に必要なエネルギー（カロリー）量を計算式で

標準体重の計算方法

標準体重(kg) ＝ 身長(m) × 身長(m) × 22
1日に必要なエネルギー量 ＝ 標準体重 × 身体活動量

	身体活動量
デスクワーク	25～30kcal
立ち仕事	30～35kcal
力仕事	35kcal以上

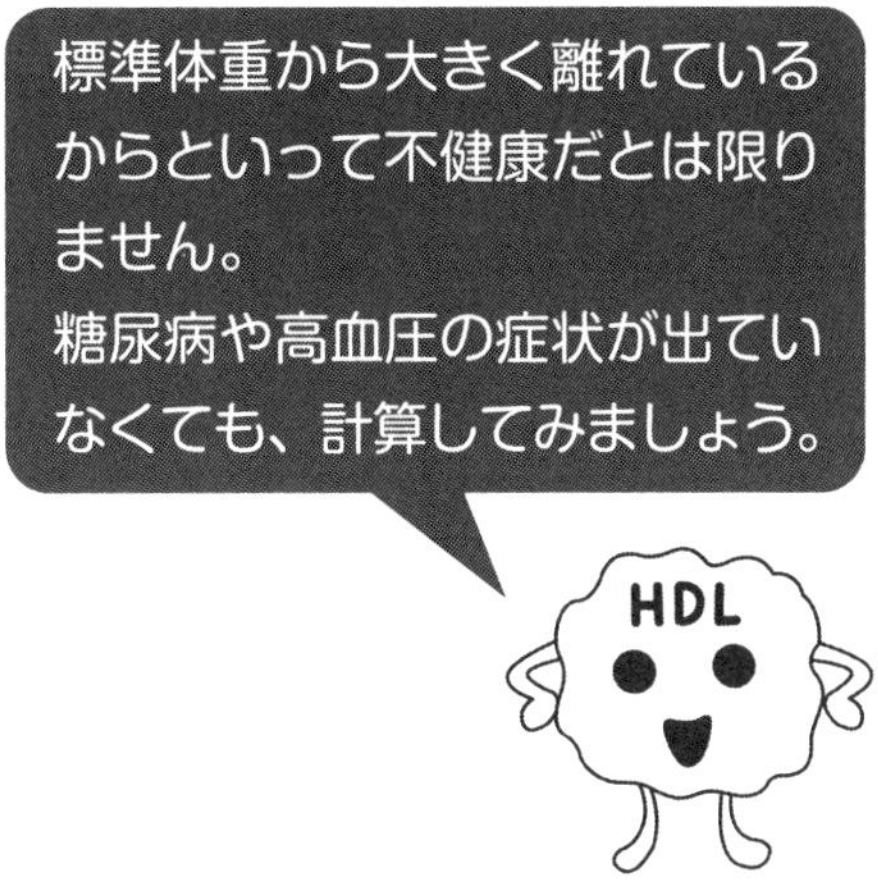

標準体重から大きく離れているからといって不健康だとは限りません。
糖尿病や高血圧の症状が出ていなくても、計算してみましょう。
HDL

算出してみましょう。

1日に必要なカロリー量

標準体重（kg）の計算の方法は身長（m）×身長（m）×22です。

身長が158cmの人は1・58×1・58×22で約54・9kgが標準体重です。

標準体重から大きくはなれているからといって不健康であるとは限りませんが、健康寿命や今後の生活のために標準体重に近づける努力をしてみましょう。

次に、標準体重に身体活動量をか

けて1日に必要なエネルギー量を算出します。身体活動量は25～30Kcal（デスクワーク中心）、30～35Kcal（立ち仕事中心）、35Kcal以上（力仕事中心）から選びます。

野菜類は炭水化物より先に食べる

糖尿病治療のポイントとしては、以上のようなカロリー制限のほか、4つのポイントがあげられます。

①良質の脂質の摂取
②バランスの良い3度の食事
③野菜をたっぷり食べる
④糖質をとりすぎないこと

食物繊維が多く含まれる野菜や海藻、キノコ類は、食事の初めにとるようにしましょう。糖質が多いご飯や麺類、パンなどの炭水化物は後回しにすると、先に食べた食物繊維が糖質

1日あたりの必要なカロリー量

女性　10〜18歳	(13.384×体重[kg])＋692.6
女性　19〜30歳	(14.818×体重[kg])＋486.6
女性　31〜60歳	(8.126×体重[kg])＋845.6
女性　60歳以上	(9.082×体重[kg])＋658.5

あくまで目安ですが、安静時に必要なカロリーですので確認しておくことをおすすめします。

の吸収を遅らせるので、食後の血糖値の急上昇を抑えます。

先に野菜だけ、最後にご飯だけ食べる必要はありませんが、たとえば食べ始めは、少し多めの野菜とご飯を交互によく噛んで食べるなど、工夫してみましょう。

1食あたりの目安は、生野菜は両手いっぱい、煮物は片手ぐらい、ご飯は茶碗1杯程度にとどめて、大盛りやおかわりは控えてください。

脂肪を構成する脂肪酸にはたくさんの種類がある

不飽和脂肪酸のオメガ3系を多めに摂取しましょう。

飽和脂肪酸と不飽和脂肪酸

脂質を構成しているのは脂肪酸という物質です。脂肪酸は、バターやラード、牛や豚の脂といった常温で固まる飽和脂肪酸と、植物や魚の脂など常温で固まらない不飽和脂肪酸に分かれます。

飽和脂肪酸は、体にとって必要ではありますが、とりすぎるとＬＤＬコレステロールを増やしてしまいます。

不飽和脂肪酸の働きは逆で、体内でＬＤＬを減らします。

不飽和脂肪酸とは、炭素の分子に二重結合がある脂肪酸のことで、二重結合のあり方によ

不飽和脂肪酸と飽和脂肪酸の違い

不飽和脂肪酸	飽和脂肪酸
・常温で液体	・常温で個体のものが多い
・植物性の油に多い	・動物性の油に多い
・炭素の二重結合がある	・炭素の二重結合がない

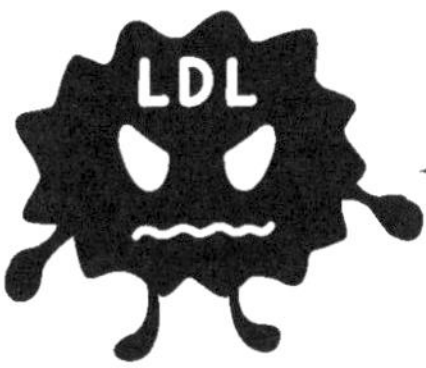
LDL
不飽和脂肪酸はオリーブオイルなどに多く含まれています。血液中のLDL（悪玉）コレステロールを下げる働きがあります。普段の油と置き替えることでLDLを下げる工夫をしましょう。

中性脂肪もコレステロールも脂肪酸からできています。

ってさらに細かく分類されています。

体内で合成できる一価不飽和脂肪酸は分子内に二重結合を1つだけもち、体内で合成できない多価不飽和脂肪酸は、分子内に二重結合を2つ以上もつものです。

一価不飽和脂肪酸の代表格はオレイン酸、ｎ－９系脂肪酸（オメガ９）です。菜種油、アボカド、オリーブオイルに含まれ、中性脂肪やＬＤＬコレステロール値を下げてくれます。

多価不飽和脂肪酸とは

多価不飽和脂肪酸には、動脈硬化

や血栓が作られるのを防ぎ、血圧や中性脂肪、ＬＤＬの値を下げる作用があります。体内で合成できない多価不飽和脂肪酸は酸化しやすいため、新鮮な状態で体にとり入れることが重要です。

多価不飽和脂肪酸は、二重結合の位置によってｎ－３系脂肪酸（オメガ３）とｎ－６系脂肪酸（オメガ６）に分かれます。オメガ３は３番目に、オメガ６は６番目に初めて二重結合する脂肪酸です。

オメガ３はα《アルファ》－リノレン酸と、エイコサペンタエン酸（ＥＰＡ）・ドコサヘキサエン酸（ＤＨＡ）に、オメガ６はリノール酸とγ《ガンマ》－リノレン酸に分かれます。オメガ６はほとんどがリノール酸で、大豆油、コーン油、サフラワー油に多く含まれています。

脂肪の多いサケ、マグロなどの魚や甲殻類、また、アマニ油などの植物油はオメガ３系の不飽和脂肪酸です。

オメガ６もオメガ３も健康維持のためには大切な脂肪酸ですが、多すぎても少なすぎてもよくありません。

ただし、現代の日本人はオメガ３よりもオメガ６の摂取が多いといわれているため、オメ

多価不飽和脂肪酸と一価不飽和脂肪酸の違い

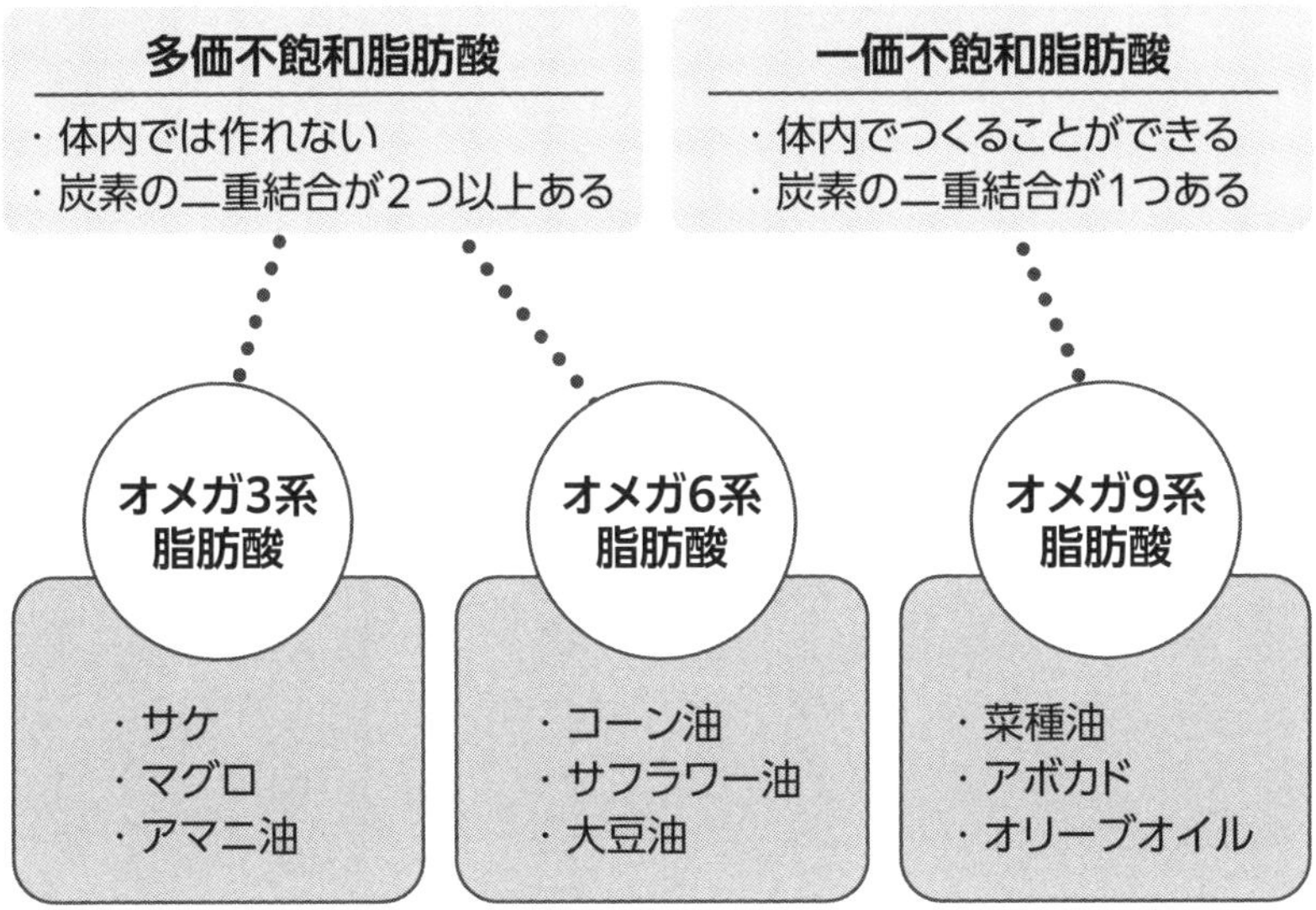

オメガ6は体内では作られない必須脂肪酸です。

ガ3を多めに摂取することが推奨されています。

オメガ3とオメガ6の理想的な比率は1：1〜1：4といわれています。

オメガ3脂肪酸のサプリメントが市販されていますが、厚生労働省では、オメガ3脂肪酸サプリメントの摂取が効果的かどうかは不明としています。利用の際には医師に相談しましょう。

不飽和脂肪酸は、できるだけ食事から摂取することが望ましいです。

日本食がカラダにいいといわれる本当の理由とは？

伝統的な日本食は栄養がまんべんなく摂取できる理想的なスタイルです。

一汁三菜の食事構成に注目する

3大栄養素、あるいは5大栄養素については、**適量を偏りなく食べることが重要です**。しかし、毎日の食事について栄養素を計算して食事内容を決めていくのは、あまりに負担が大きすぎて続けられるものではありません。

そこでクローズアップされるのが伝統的な日本食のスタイルです。日本食は、だしのうまみを上手に引き出すことによって、動物性油脂の使用を抑えられる点が健康にいいと評価されています。

主なうまみとしては、昆布のグルタミン酸、かつおぶしのイノシン酸、干ししいたけのグ

代表的な一汁三菜

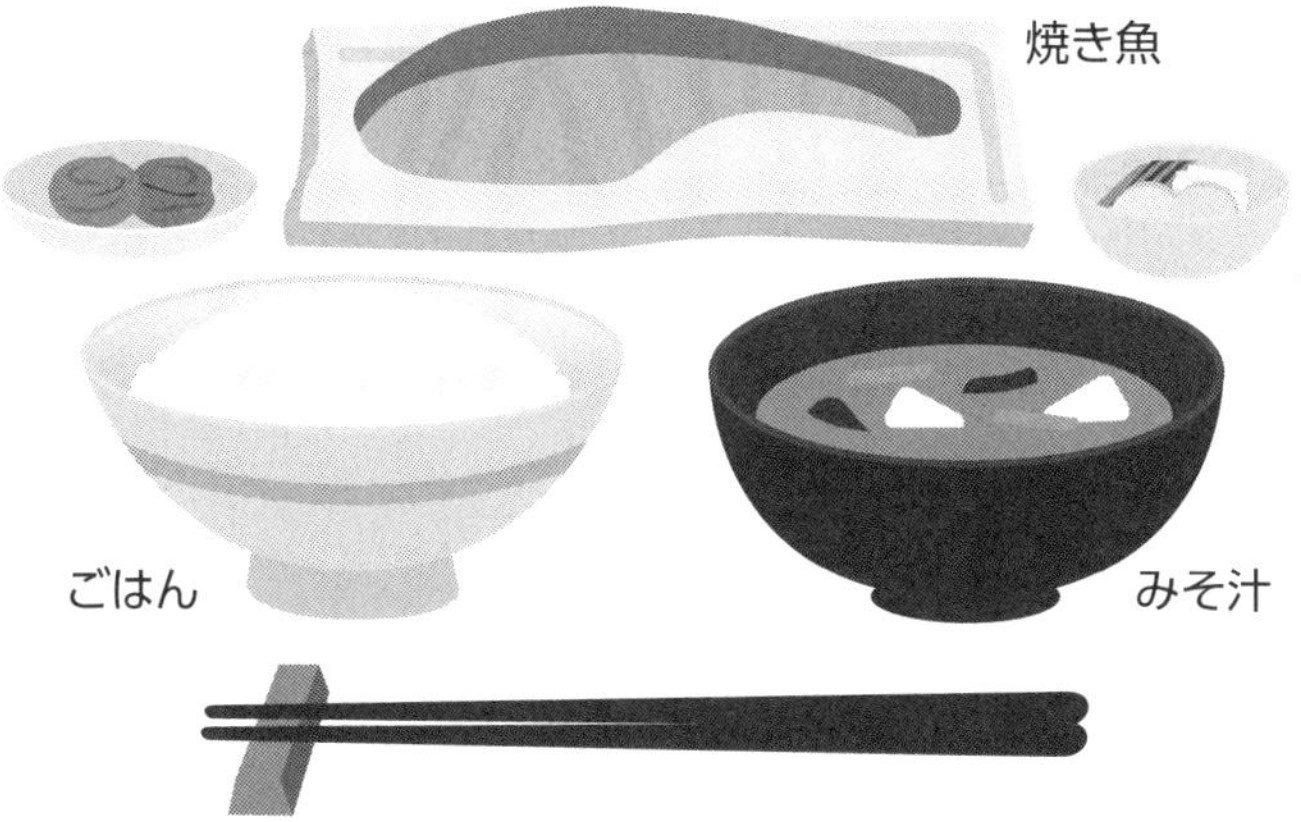

ただし、減塩を心がける必要があります。

アニル酸といった物質があります。

魚介類や野菜などの素材から出るだしの味をいかして、調味料を減らしながらも深みのある美味しさを出せるというのが日本食の特徴でもあるのです。

さらに、日本食で使われる発酵食品のみそや醤油、漬物、納豆などには植物性乳酸菌が豊富に含まれており、疲労回復、免疫細胞を活性化させて免疫力を上げる、老化を遅らせるといった体に良い効果が期待できます。

日本食では一汁三菜という考え方で食事が成り立っています。一汁三菜とは、ご飯などの主食に加えて、味噌汁やすまし汁などの汁物に、主菜と副菜の3品で構成される食事のことで炭水化物、水分、たんぱく質、食物繊維、脂質といった栄養素が補充できます。

一汁三菜は偏らずに栄養がとれる

主食はご飯、麺類、パンなどの糖質を多く含んでいて、エネルギー源になります。主菜はたんぱく質を補う肉・魚・卵といったメインのおかずです。

副菜2品（または副菜と副々菜）は、野菜や海藻などを用いた小さめのおかずで、ビタミンやミネラルを補います。漬物やおひたしも副菜（副々菜）にカウントします。

汁物は水分補給にもなり、食事を食べやすくします。みそ汁には野菜や海藻、きのこなどを入れましょう。みそ汁は塩分過剰になりがちなので、1日1～2杯が望ましいとされています。1日1回は一汁三菜のスタイルを取り入れましょう。

ただし、塩鮭のような塩分の多い魚を使った焼き魚一尾とみそ汁といったメニューは塩分量が多すぎるので、塩分過多にならないように量を調節したり、調理方法を工夫して塩分を減らしましょう。

また、必ずしも和食に限る必要はなく、ご飯をパンや麺類に、汁物はスープにして、洋食や中華に置き換えてもかまいません。

一汁一菜というアレンジ法もある

近年は、みそ汁にたっぷりの野菜や海藻を入れて具だくさんにすることで、忙しいときなどの食事作りの負担を軽くする、一汁一菜（主食、汁物、副菜）という食事スタイルも広まっています。

汁物に落とし卵を入れたり、肉吸いなどにすればたんぱく質の補給もできる一汁三菜を手軽にアレンジした方法です。忙しいときはご飯と具だくさんのみそ汁だけでもいいとされています。

ただし、栄養の偏りやたんぱく質、脂質、ビタミンの不足には気をつけましょう。

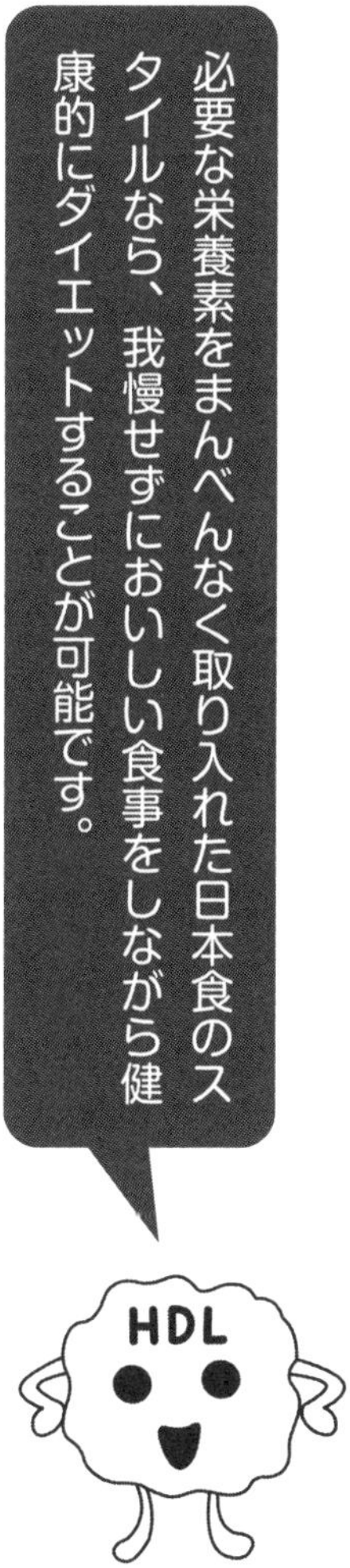
必要な栄養素をまんべんなく取り入れた日本食のスタイルなら、我慢せずにおいしい食事をしながら健康的にダイエットすることが可能です。
HDL

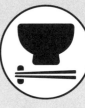

ガレート型カテキンなど機能性食品の効果

健康面で注目のガレート型カテキンはコレステロール、脂肪とも減らせます。

カテキンには脂肪燃焼効果がある

体の細胞を傷つけ、鉄が錆びるように体を酸化させる活性酸素の増加を防ぎ、生活習慣を予防する緑茶の抗酸化作用はかねてから指摘されていました。

近年の研究では、カテキン入りの緑茶飲料を約200㎎、朝夕の食事とともに摂取することを12週間続けた結果、カテキンを飲んでいない場合と比べて約1㎏体重が減り、腹部の脂肪も減少したことがわかりました。

緑茶には8種類のカテキンが含まれていますが、その中ではエピガロカテキンガレートがもっとも多く入っています。

カテキンの種類

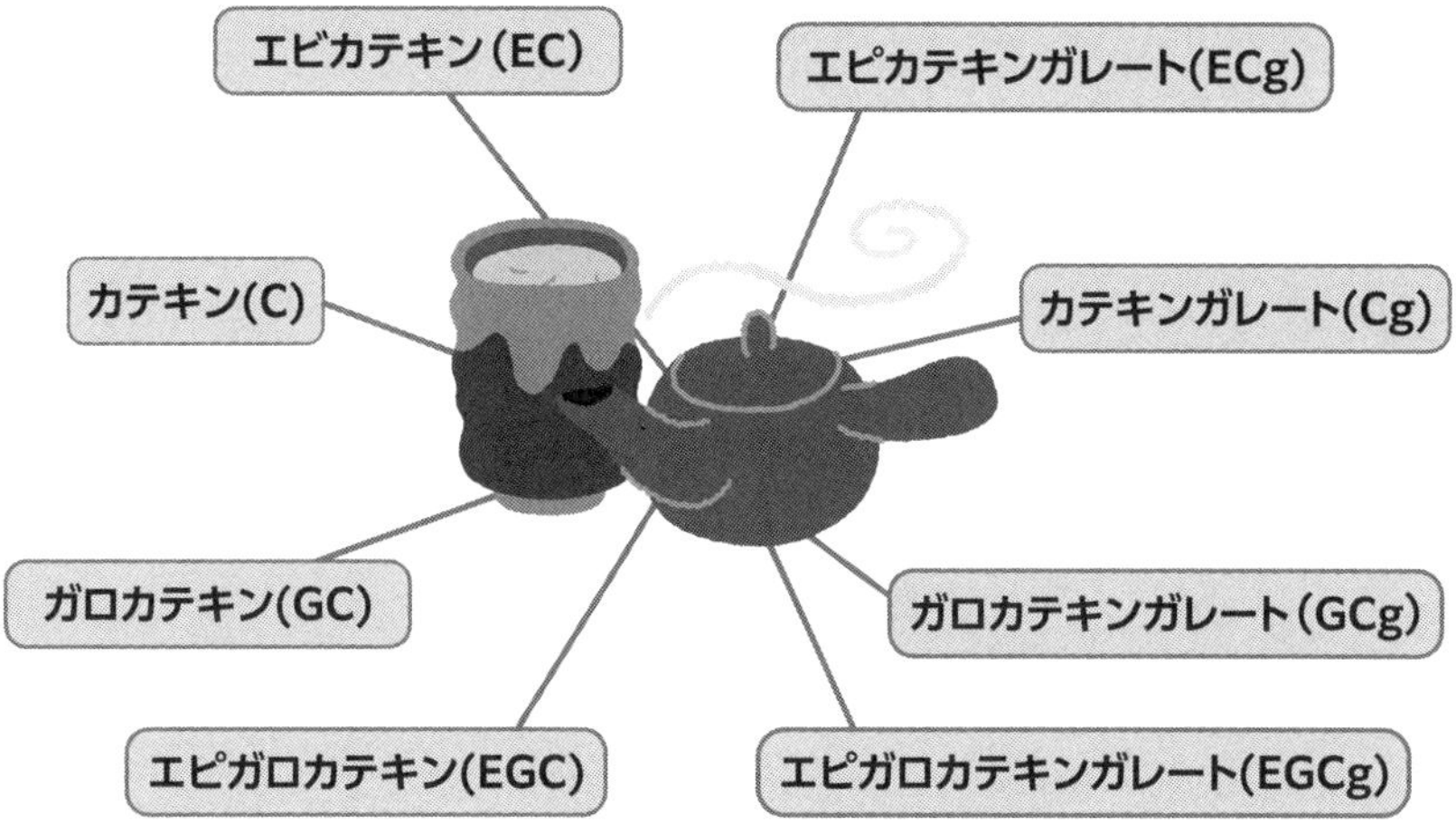
エピカテキン(EC)
エピカテキンガレート(ECg)
カテキン(C)
カテキンガレート(Cg)
ガロカテキン(GC)
ガロカテキンガレート(GCg)
エピガロカテキン(EGC)
エピガロカテキンガレート(EGCg)

カテキンの中でもとくに活性が強いエピガロカテキンガレート(EGCg)は、全カテキンの約50%を占めています。

エピガロカテキンガレートには、**脂肪が分解されて体内に吸収される際に、リパーゼという消化酵素の働きを阻害して脂肪の分解を抑え、脂肪が体内に吸収されるのを邪魔するため、とくに脂肪燃焼効果があるとされています。**体内に吸収されなかった脂肪はそのまま体外へ排出されます。

ガレート型は効果が顕著

8種類のカテキンのうち、4種類は「ガレート」の名前がつくガレート型カテキンと呼ばれています。

中性脂肪を減らして、体重を落とす脂肪燃焼効果だけではなく、コレステロールの低減作用も報告されています。

ＬＤＬコレステロールを低減させる働きは男女ともに備わっており、とくに男性に顕著であることがわかりました。ガレート型カテキンには血小板の凝集を抑制する作用が強く、動脈硬化の予防に適しています。

ガレート型カテキンの効能をいかして、緑茶飲料をはじめとする機能性表示食品、特定保健用食品（１４８ページ）が多数販売されています。つまり、脂質異常症の予防に大きな期待がかけられているのです。

茶カテキンには抗菌や抗酸化などさまざまな効果がありますが、ガレート型カテキンは新型コロナウイルスを不活性化できる可能性があるのではないか、という仮説もささやかれています。

この仮説を証明する研究結果は未確認ですが、今後の検証・報告が待たれるところです。

国への届出によって機能の表示ができる機能性表示食品

機能性表示食品とは、科学的根拠に基づいて、健康を維持・増進するための効果が表示されている食品のことで、サプリメントや加工食品、生鮮食品を含めたすべての食品が対象です。

かつて、体への効果を商品に記載できるのは特定保健用食品（トクホ）と栄養機能食品だけでしたが、２０１５年に機能性表示制度ができてから、安全面や機能性について一定の基準を満たせば、企業などの責任のもとで商品パッケージに健康効果や機能を表示することが可能になりました。トクホとは異なり、国の審査はありませんが、機能性表示は国（消費者庁）への届け出が必要です。

健康によい影響が期待できることを企業が責任をもって表示している商品なので、目指している健康効果にそって選ぶとよいでしょう。

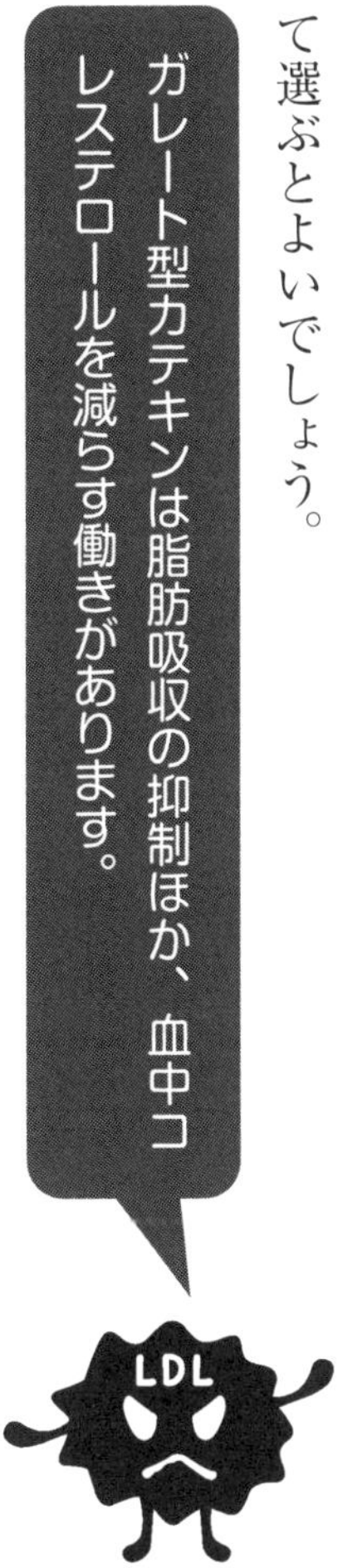
ガレート型カテキンは脂肪吸収の抑制ほか、血中コレステロールを減らす働きがあります。
LDL

目的に応じてトクホなどのサポートを活用する

トクホの商品は脂質の数値改善のサポートに期待がかかります。

国がお墨付きを与えているトクホ

保健機能食品には、機能性表示食品のほかに特定保健用食品（トクホ）、栄養機能食品という3つがあります。

このうちのトクホとは、科学的根拠に基づいて健康の維持や増進に役立つことが認められて、表示の効果や安全性について国が審査し、消費者庁長官が許可した商品のことです。血中コレステロールを正常に保ったり、おなかの調子を整えたりといった特定の保健効果が科学的に証明されています。

トクホは1991年にスタートし、2018年4月には1000以上もの商品が承認され

3つの保健機能食品の違い

	対象	評価者	手続き
特定保健用食品（トクホ）	食品全般	消費者庁が許可	国が科学的根拠を審査
機能性表示食品	食品全般（サプリメントや加工食品、生鮮食品も含む）	企業による届出制	企業が科学的根拠を提出
栄養機能食品	ミネラル5種類、ビタミン12種類のいずれかを含む食品	国が定めた基準に適合していれば表示可能	国へ許可申請や届け出は必要なし

すべて健康的な生活を助けるための食品です。ぜひ生活に取り入れましょう。

ています。国が保健効果にお墨付きを与えている優良食品です。

ただし、摂取すれば脂質異常症が治るという薬ではなく、あくまで食品です。

目的に応じて商品を選ぶ

トクホの承認を受けている食品は、食用油やペットボトルの飲料、ヨーグルト、ガム、納豆などさまざまです。

1日当たりの摂取目安量の表示があるため、消費者はそれを見て目的に応じた商品を選ぶことが可能で

す。目印は、マーク入りで「消費者庁許可　特定保健用食品」と書かれている許可証票です。

表示の例としては「コレステロールの吸収をおさえる」「中性脂肪の上昇をおさえる」「糖の吸収をおだやかにする」「自然なお通じへ導く」などのほか、「血圧が高めの方に」「血糖値が気になる方に」「おなかの調子が気になる方に」「コレステロールが高めの方に」「血中修正脂肪が気になる方に」など、対象を明確にして商品を勧めています。

サポート効果は期待できるものの、医薬品ではない

トクホの商品は、特定の効果をとくに求めていない消費者が選んでもいい商品です。また、効果に科学的根拠があるといっても治療に使う医薬品ではありません。あくまで、健康について気にしている人や食生活の改善をしたい人といった、病気ではない人を想定しています。

トクホの商品からは表示されている効果が期待できますが、即効性があるわけではありません。さらに、食生活が乱れていては摂取しても思うような効果は得られません。

そのため、誤解を招かないように、2005年以降は「食生活は、主食、主菜、副菜を基

本に、食事のバランスを」という文言が義務づけられています。つまり、生活習慣や食生活を正し、そのうえで補助的に利用することが推奨されています。

とはいえ、食品や飲料を様々なメーカーの中から選ぶのなら、科学的根拠に基づいて安全性や表示の効果について国が審査したトクホの商品を購入すれば、健康効果が期待できます。国の審査は受けていないものの、企業が責任をもって機能性を表示して国に届け出ている機能性表示食品も同様に期待できます。生活習慣や食習慣の改善のサポートに活用してみてもいいのではないでしょうか。

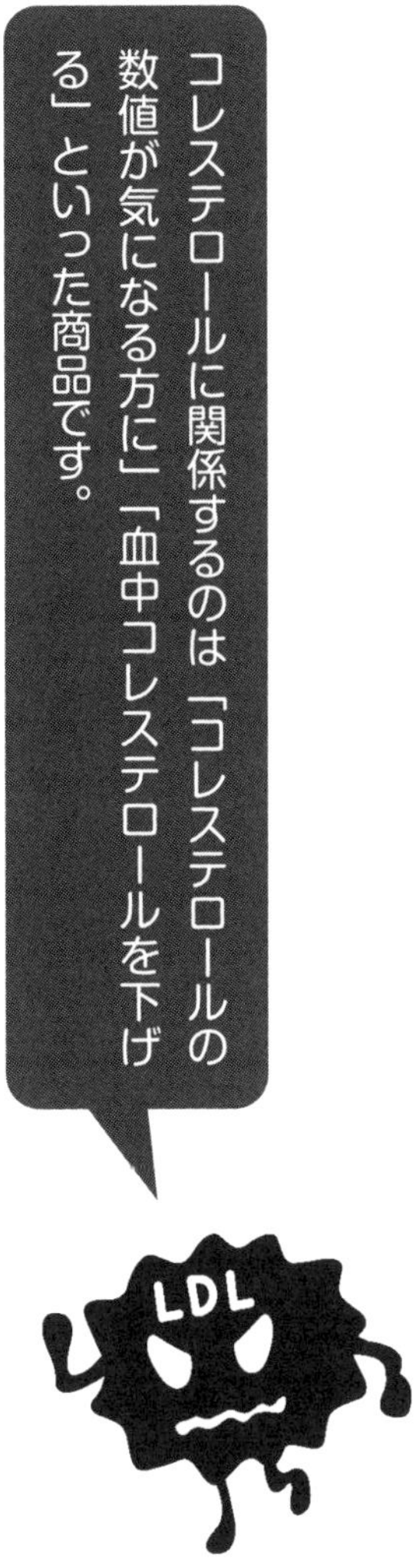
コレステロールに関係するのは「コレステロールの数値が気になる方に」「血中コレステロールを下げる」といった商品です。
LDL

EPAは血液をサラサラにして血中脂質の改善効果がある

EPAは劣化しやすいので、新鮮な魚を食べましょう。

魚は毎日食べてもOK

脂質の中の多価不飽和脂肪酸に属するオメガ3については、日本人の摂取量が少ない傾向にあると述べましたが（136ページ）、効率よく摂取するには魚を食べることがいちばんです（魚以外では、豆腐、枝豆といった大豆製品や卵、ナッツ、くるみなどに含まれています）。

肉も魚もタンパク質や脂質が含まれている食材ですが、肉の脂肪にはコレステロールが多いので、ひんぱんには食べないほうがいいでしょう。それにひきかえ、魚は毎日積極的に食べても大丈夫です。

ちなみに、漁業地域と内陸部の農業地域を調査した結果、漁業地域は1日に魚介類を平均250g以上、農業地域では平均90gを摂取していました。狭心症や心筋梗塞などの虚血性心疾患の死亡者は漁業地域でやや少なく、脳血管障害（脳卒中）の死亡者は漁業地域で明らかに少なくなっています。なぜでしょうか。

EPAは血液をサラサラに

死亡者数の違いが現われたのは、魚に含まれる脂であるエイコサペンタエン酸（EPA）の働きによるものです。

EPAには中性脂肪を分解・消費する働きがあります。**血液を固めやすくする血小板凝集作用を抑制**

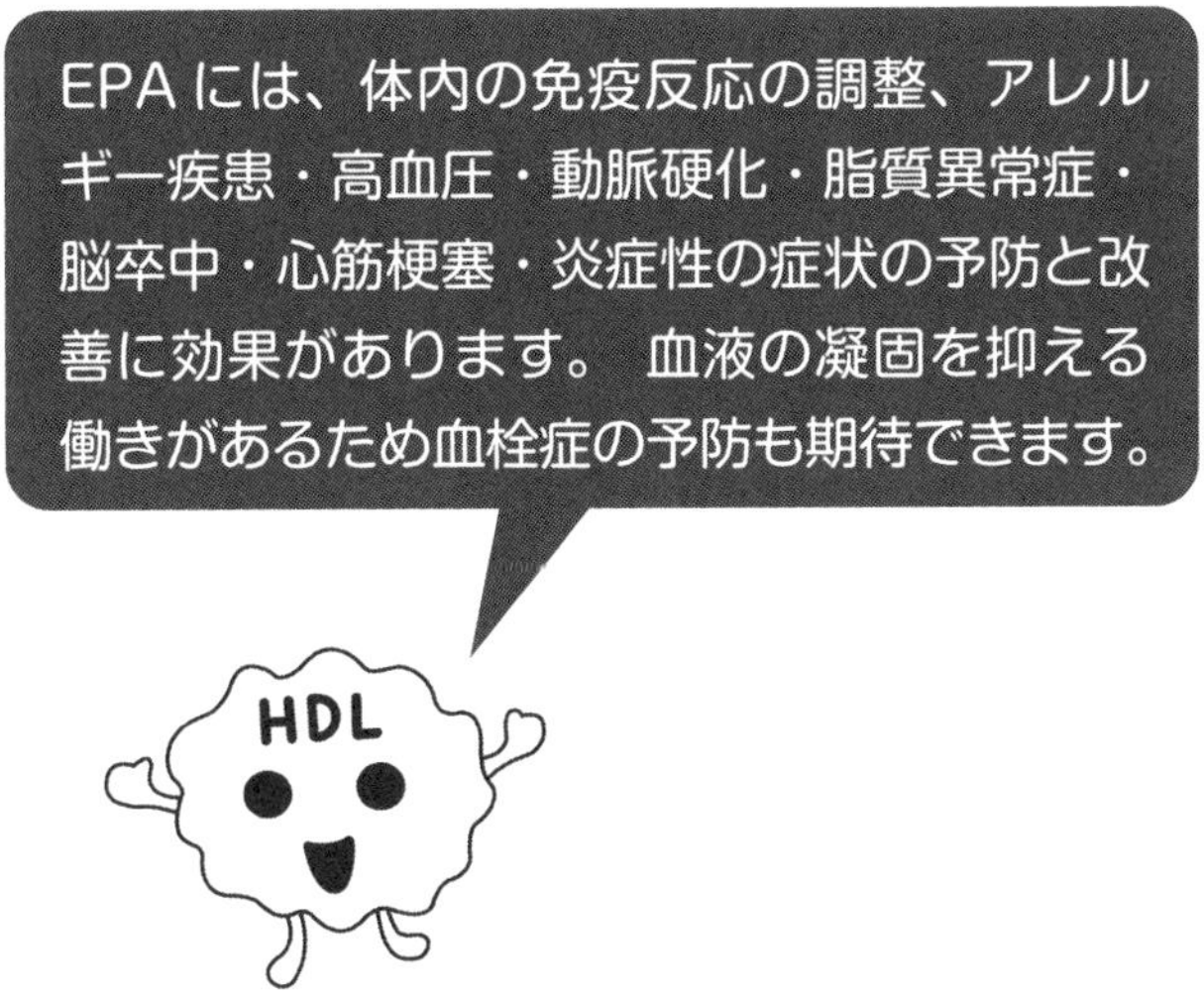
EPAには、体内の免疫反応の調整、アレルギー疾患・高血圧・動脈硬化・脂質異常症・脳卒中・心筋梗塞・炎症性の症状の予防と改善に効果があります。血液の凝固を抑える働きがあるため血栓症の予防も期待できます。
HDL

して血液をサラサラにして血栓をできにくくします。

高脂血症、動脈硬化、心筋梗塞や脳梗塞の予防、中性脂肪やコレステロール、血圧を下げる、高血糖状態の改善、炎症やアレルギーの抑制などの効果があります。

また、アルツハイマーやうつ病の予防にも役立つほか、寿命を延ばすのではないかとも考えられています。

ＥＰＡは脳内にほとんど存在していません。

同じ魚介類から摂取できるＤＨＡ（ドコサヘキサエン酸）は脳に直接入って脳や目の網膜成分となり、脳内の情報伝達をスムーズにするといわれています。

ただし、中性脂肪の抑制や血液サラサラ効果は、ＥＰＡほどではありません。

新鮮なさしみや、ＥＰＡが丸ごととれる煮つけで食べる

ＥＰＡはあじ、いわし、かつお、さば、ブリ、マグロなど青背の魚に多く含まれています。ＥＰＡは熱に弱く酸化しやすいので、鮮度の落ちた魚や劣化した油を摂取すると、酸化ＬＤＬを増やして動脈硬化を進めます。

EPAのしくみ

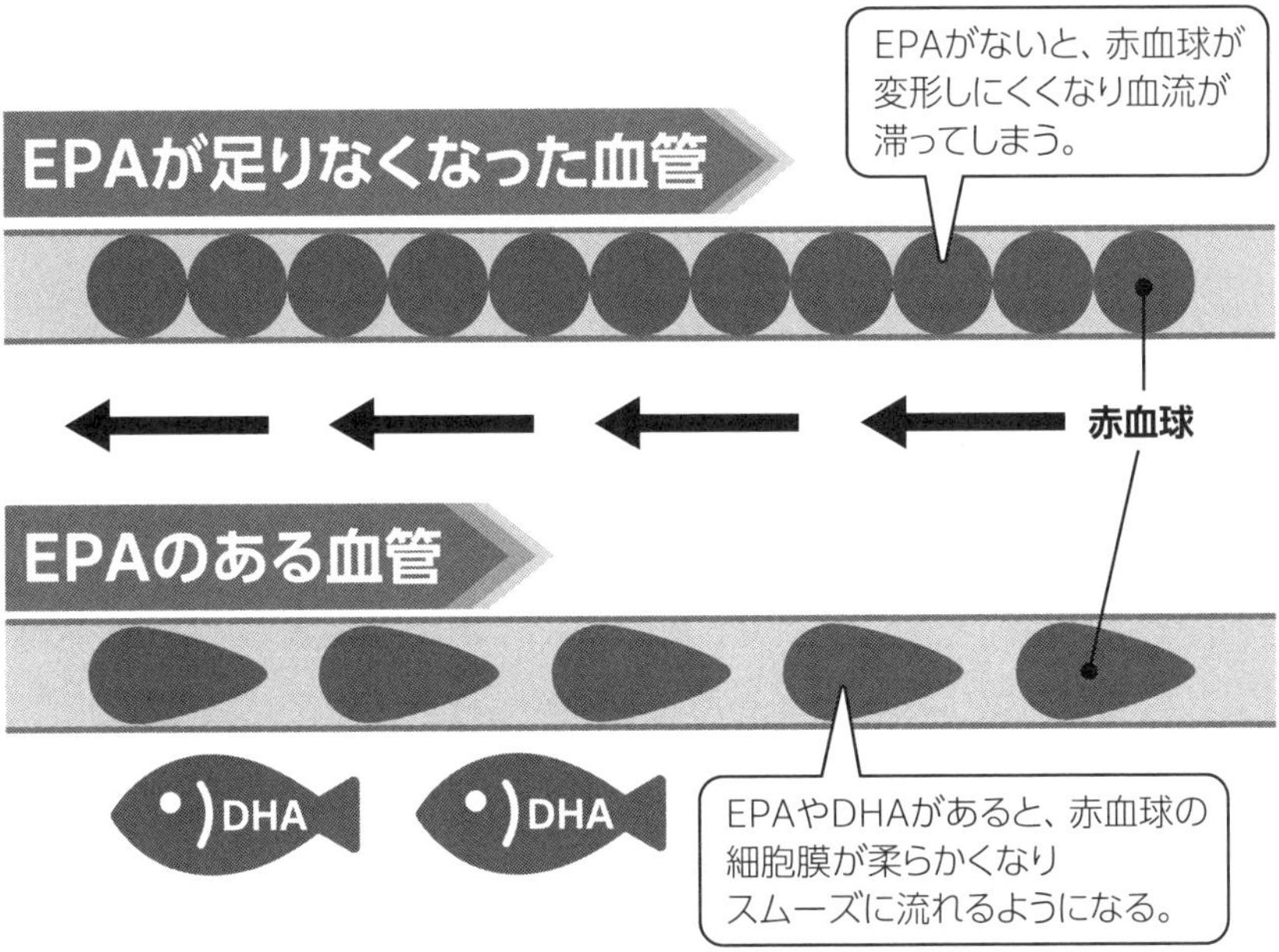
EPAがないと、赤血球が
変形しにくくなり血流が
滞ってしまう。
EPAが足りなくなった血管
赤血球
EPAのある血管
DHA
DHA
EPAやDHAがあると、赤血球の
細胞膜が柔らかくなり
スムーズに流れるようになる。

たたきや刺身などで食べることで、EPAを効率よく体内にとり入れることができます。

新鮮な魚を選び、生で食べる「さしみ」にすることで栄養成分を無駄なく摂取することができます。

ＥＰＡ、ＤＨＡの酸化を防ぐ、ねぎやしょうがなどの薬味も添えるといいでしょう。加熱料理のときはＥＰＡが流出しないよう煮汁ごと食べられる煮つけ、あら汁やみそ汁がおすすめです。

ＥＰＡは脂肪を作り出すことを抑えるだけでなく、脂肪酸の分解を進める効果が期待できるため、血中脂質の中性脂肪を減らすことができるのです。

血中脂質と適正な睡眠時間の関係

自然のリズムに合わせて昼は活動し、夜は良質な睡眠を取りましょう。

朝はセロトニンが分泌される

人間の体は太陽光と密接に関係しています。朝は太陽の光を受けることによって睡眠ホルモンであるメラトニンの分泌が抑えられ、脳の視床下部からセロトニンが分泌されて、体が目覚めます。

セロトニンは別名、幸せホルモンとも呼ばれ、イライラした気持ちを静めて精神状態を安定させる作用があります。分泌が少ないと〝うつ〟になりやすいといわれています。

セロトニンの分泌は、光を浴びることと一定のリズム運動によって活性化されるため、うつ状態やうつ病の人は、とくに昼間、15分程度外で散歩をすることが推奨されています。

体内時計をコントロールする

暗くなるとメラトニンが脳の松果体という部位から分泌され、眠気が起きます。この時間帯は起きてからだいたい14～16時間経っていて、体内時計によってコントロールされています。太陽の光とともに朝目覚めて活動して、暗くなったら眠るという生活は脳のしくみの理にかなっています。

起床時間や就寝時間がバラバラだったり、昼夜逆転、睡眠時間が短いといった生活は自然のリズムに反しているため、自律神経が乱れてホルモンバランスがくずれ、コレステロール値も上がってしまいます。そのために規則正しい生活が大切なのです。

1日に7～8時間は睡眠時間を取る

メラトニンには、抗腫瘍、抗酸化、解毒作用といった働きがあります。体のメンテナンスのためには1日7～8時間の睡眠が必要です。

1日でも睡眠不足があると、糖分を調節する機能の稼働させすぎになり、臓器が疲れて血糖コントロールがうまくいかなくなります。

6時間以下の睡眠では糖尿病になるリスクが上がり、逆に9時間以上でもリスクが生じるという研究があります。空腹時血糖値の上昇、HDLコレステロールの低下、高血圧といったさまざまな代謝異常を起こすため、睡眠時間の過不足、寝だめ、不規則な睡眠はすべてNGです。

また、睡眠不足は肥満に直結します。睡眠時間の平均が約6時間だと7〜8時間の人と比べて肥満の傾向が27%程度、約5時間だと73%程度上がるというデータもあります。これはホルモンバランスが崩れるためです。

睡眠不足だと、食欲を増進させるグレリンというホルモンが増加し、食欲を抑制させるレプチンというホルモンが減少することがわかっています。また、睡眠不足の翌日はストレスを受けると分泌が増えるホルモンのコルチゾールの値が上昇します。眠っている間の筋肉組織の修復もできないため、運動効果も見込めません。

良質な睡眠のためにはストレッチ、就寝2〜3時間前に食事をすませる、スマートフォンなどブルーライトの刺激を避ける、部屋を暗くすることを心がけましょう。

睡眠時間と中性脂肪・コレステロール値の関係

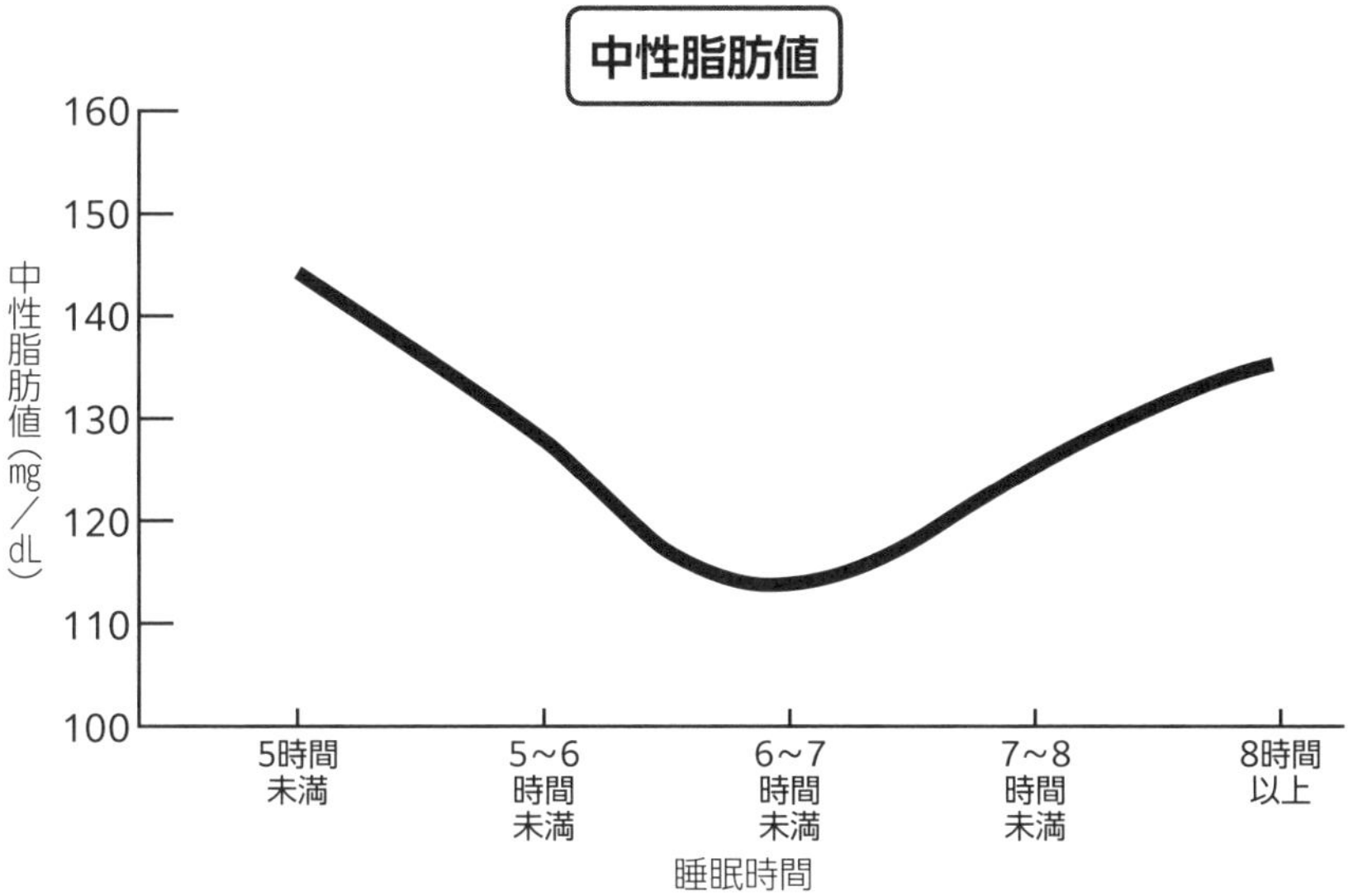

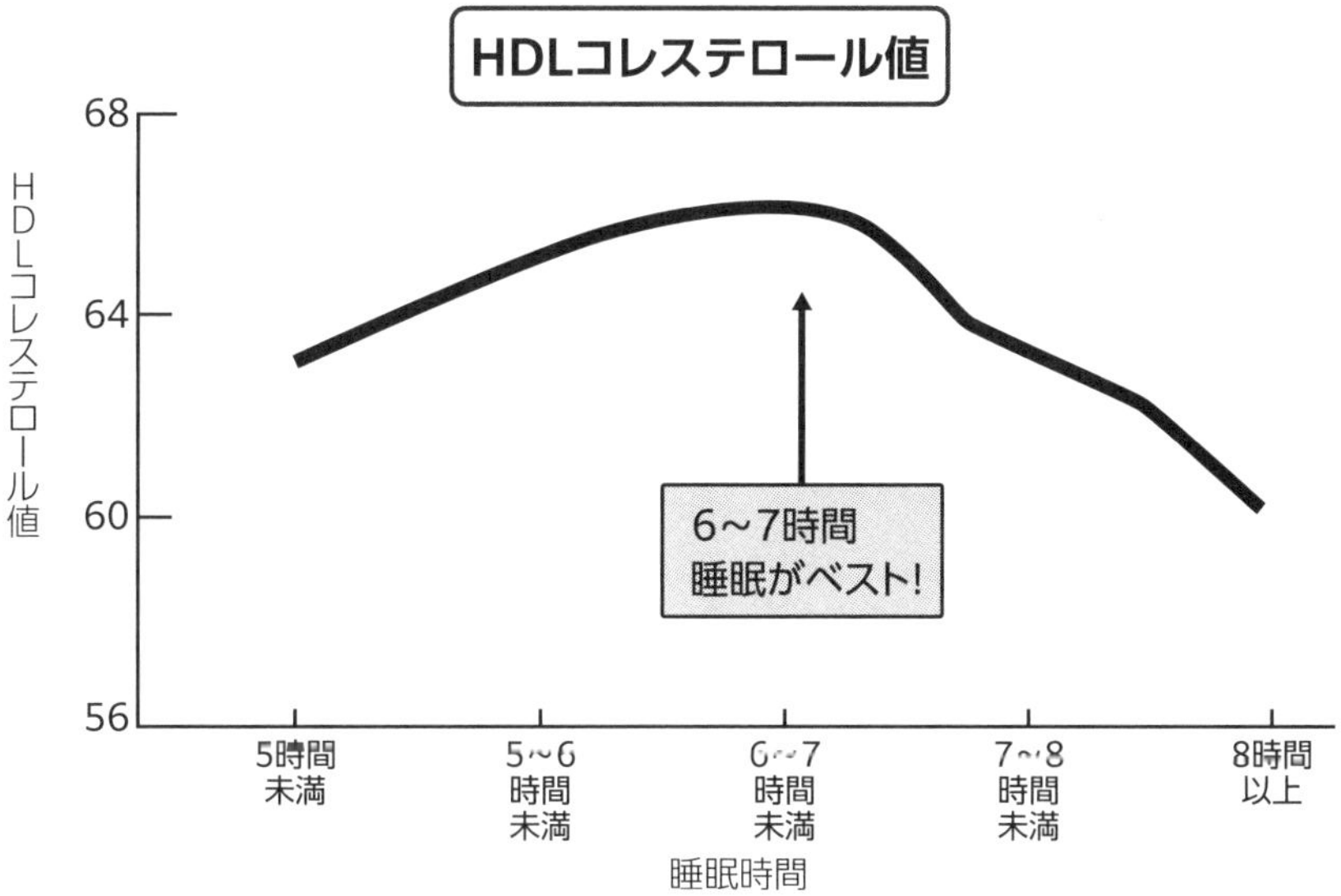

長すぎず短すぎずというのは難しいかもしれませんが、運動などを行なうことで調節することをおすすめします。 寝られない場合は就寝する1、 2時間前にぬるめのお風呂に入る、アロマオイルをたく、ホットミルクを飲むこともオススメです。

（Kaneita Y,et al.Sleep,2008）

血中脂質の改善の効果は定期健診などで確認する

集団検診や人間ドックなど年に1～2度は定期的に健診を受けましょう。

自分で測定できない血液検査は定期的に受ける

生活の改善には自己管理できる部分も多く、体重や腹囲の減少や体調の変化によって生活改善の効果を実感できます。

しかし、血中脂質の数値などは自分で測れないので、定期的に健診を受けることが大切だといえます。

逆に、体の不調を感じたときには、中性脂肪やコレステロールの値が悪化していたり、すでに脂質異常症の疑いがあるといえます。体重や腹囲の増加を自覚したら、血中脂質の状態を気にかけたほうがいいかもしれません。本格的な治療が必要ではない場合も、年に1～2

人間ドックなど受診のめやす

100 ÷ 年齢 = 受けるべき間隔
（小数点以下切り捨て）

例 **45歳なら**
100 ÷ 45 = 2.2 で2年1回が目安

55歳なら
100 ÷ 55 = 1.8 で1年に1回が目安

50歳以下でも、人間ドックで異常が見つかったら、病状や回復の経過、合併症などの有無を調べるために、それ以降は毎年、人間ドックを受けることをおすすめします。

回は集団検診やかかりつけ医の検査を受けましょう。定期的な人間ドックもおすすめです。

医療機関によって検査の内容や基準値が異なる場合があるため、可能ならば信頼できる医療機関で継続的に検査を受け、コレステロールや中性脂肪の数値の推移を確認してみてください。

定期健診を受けている医療機関で健康管理の指導を受けると、適切に助言してもらえます。

また、健診の際は食事の直後だと正確な数値が測れないため、空腹の状態で受診することを心がけてください。

基準値を正しく読みとる

血中脂質の数値が基準内であっても、冠動脈疾患にかかったことがある人、血圧や血糖値が高い人など、動脈硬化のリスク要因がある人は当然危険度が上がります。リスクには男女といった性差や年齢も含まれるので油断してはいけません。

逆に言えば、脂質異常のほかにリスクがない人は基準値から多少外れていてもそれほど気にする必要はないのです。

ただし、脂質異常症の診断基準については、治療が必要な人を見つけ出すための数値で、治療のための目標値ではありません。

血圧や血糖値にも注意する

コレステロール値や中性脂肪値の目標値は、個人のリスクに応じて設定することになります。数値の経緯から生活改善の効果を確認しつつ、軌道修正しましょう。

高血圧や糖尿病があったり、治療に至っていなくても血圧や血糖値が高めで正常といえない場合、脂質管理に加えて個別の目標設定が必要です。

２００８年からは40～74歳の人を対象に、メタボリックシンドロームに着目した特定健康診査（特定健診）・特定保健指導がスタートし、年1回の受診をすすめられています（75歳以上は長寿健診）。

定期的に検査を受けている人も受診を推奨されています。ただし、糖尿病、高血圧、脂質異常症で治療を受けていて薬を服用中の人は、原則として対象から外れます。

体調に問題がないうちから検診を受けることでささいな変化にも気づくことができ、異変があった場合にも早めに対応できます。

新型コロナウイルスとコレステロールの関係

新型コロナウイルス感染症の重症度が高いほどコレステロール値は低下傾向にあります。

新型コロナの重症化リスクはコレステロール？

突如として出現し、あっという間に世界中に広がった新型コロナウィルス感染症（COVID―19）ですが、感染拡大の当初から、高齢者のほか基礎疾患のある人の重症化リスクが指摘されていました。

基礎疾患のある人とは心不全、糖尿病、呼吸器疾患（COPD等）、透析を受けている人、免疫抑制剤・抗がん剤などを用いている人などです。また、肥満の人にも重症化リスクがあるとされています。

重症度が高いほどコレステロールは低数値

中国の武漢で２０２０年2月1日から3月3日のあいだに新型コロナウイルスへの感染と診断されて入院していた約６００人について調べたところ、コレステロール値が低い患者ほど、重症度が高くなることがわかりました。

この調査では**患者の重症度が高くなっていくにつれて、総コレステロール値と悪玉といわれるＬＤＬコレステロール値が低くなる傾向がみられました。**

また、もっとも重症の患者には、善玉といわれるＨＤＬコレステロール値の低下傾向がありました。

総コレステロール、ＬＤＬ、ＨＤＬの値は、軽症・中等症・重症のすべての患者で健常な人より

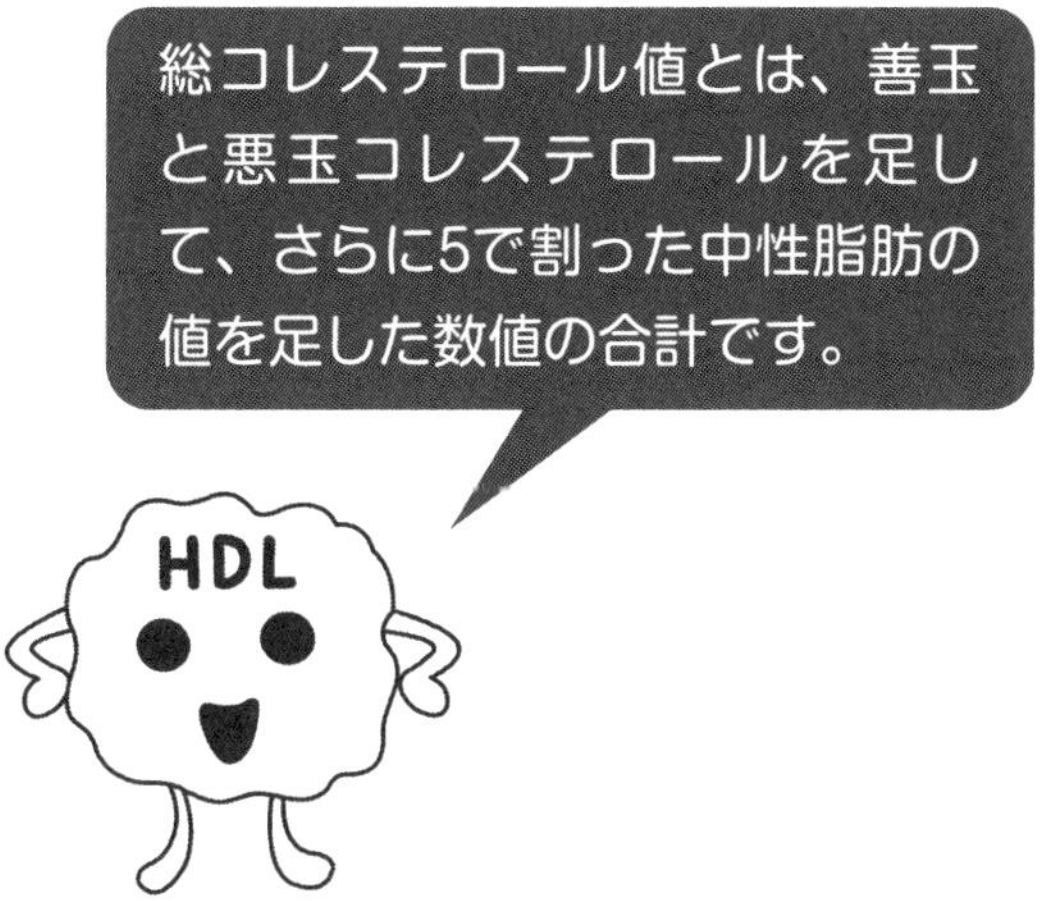
総コレステロール値とは、善玉と悪玉コレステロールを足して、さらに5で割った中性脂肪の値を足した数値の合計です。
HDL

も低くなっています。

なかでも重症患者は、総コレステロール、ＬＤＬ、ＨＤＬのすべての数値で軽症、中等症の人よりも低下しています。

コレステロール値の低下が新型コロナ患者の重症化を招く？

総コレステロール値やＬＤＬ値が低い点に注目すると、悪くない状態に見えるかもしれません。しかし、何らかの理由で肝臓から全身の組織にコレステロールを運搬するＬＤＬの働きが鈍くなり、細胞が修復しにくくなっていると考えられます。

新型コロナ患者の重症化とコレステロール値に関係があることはわかりましたが、この研究結果だけでは、ＣＯＶＩＤ―19が重症化したためにコレステロール値が低くなったのか、コレステロール値が低下したせいで重症化したのかは不明です。

新型コロナの重症化によって点滴などで栄養を摂取している患者さんは体内にある栄養の量が低下し、コレステロール値が低くなります。

そのため、新型コロナの重症者はコレステロール値が低くなるという見かたもあります。

健常者と重症者のコレステロール値の比較

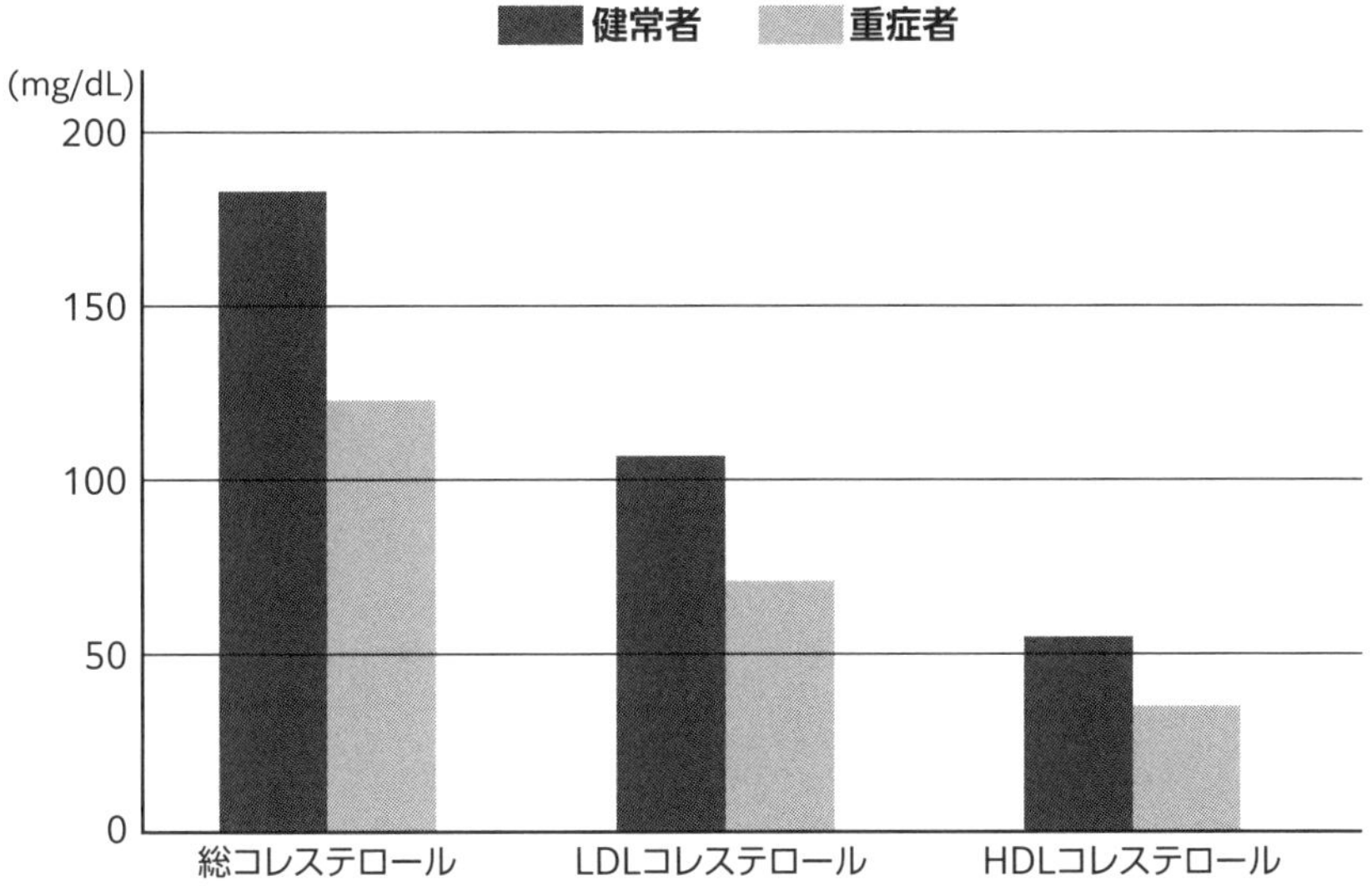

『Journal of Clinical Lipidology』 Volume 14, Issue3, May–June 2020,

新型コロナが発症した後の食欲不振が原因でコレステロールの値が低くなっているという見方もあります。

しかし、調査対象が全員入院患者であることから、おそらくコレステロール値が低い状態であることが重症化の要因のひとつだと推測できます。

ＬＤＬは数値を下げる必要がありますがＨＤＬは低すぎてもよくありません。

新型コロナ感染のリスクを下げるためには、数値を基準値内にコントロールする必要があります。

健康のために知っておきたい話④

コンビニやお惣菜でも栄養成分表をチェック

職場などの近くにコンビニやスーパーしかないために、食事の内容を気にすることができないと思っている人も多いのではないでしょうか。市販品の裏などには必ず「栄養成分表示」という表があります。これを確認するだけで、脂質、炭水化物、カロリーなどがわかります。これらの数字を確認して購入することで栄養素の取りすぎ、偏りを知ることができます。前ページまでの内容を参考にぜひ栄養成分表示をチェックしてみましょう。

一般的な栄養成分表の見本

おにぎり1個(120g)栄養成分表示

エネルギー	215Kcal
たんぱく質	3.24g
脂質	0.36g
炭水化物	47.28g
食塩相当量	0.6g

栄養成分表の炭水化物とは糖質と食物繊維の数値を足したものです。

脂質異常症の薬

これから紹介する薬は、すべて医師らによって体にもっとも効果のある、かつ安全な量が計算されています。さらなる効果を期待して指定された量より多く飲むことは控えましょう。

スタチン（HMG－CoA還元酵素阻害剤）

スタチンは脂質異常症の薬で最も使われています。コレステロール合成を阻害するだけでなく、多面的な抗動脈硬化作用があります。先発品の６種類の商品名はメバロチン、リポバス、ローコール、リピトール、リバロ、クレストール。後発品名はプラバスタチン、シンバスタチン、フルバスタチン、アトルバスタチン、ピタバスタチン、ロスバスタチン。１日１回夕食後に内服。筋肉痛の副作用が認められることがあります。妊婦、授乳中は絶対内服してはいけません。

パントシン錠２００mg（3錠）

パントテン酸（ビタミンB5）は腸管運動促進作用の他に、血液内の脂質の量を改善する作用もあり高脂血症に対して効果があります。１日30mg－１８０mgの投与で急性・慢性湿疹への効果もあります。下痢の副作用を認めることがあります。パルトックス、パンテチンという後発品があります。毎食後内服します。

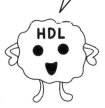

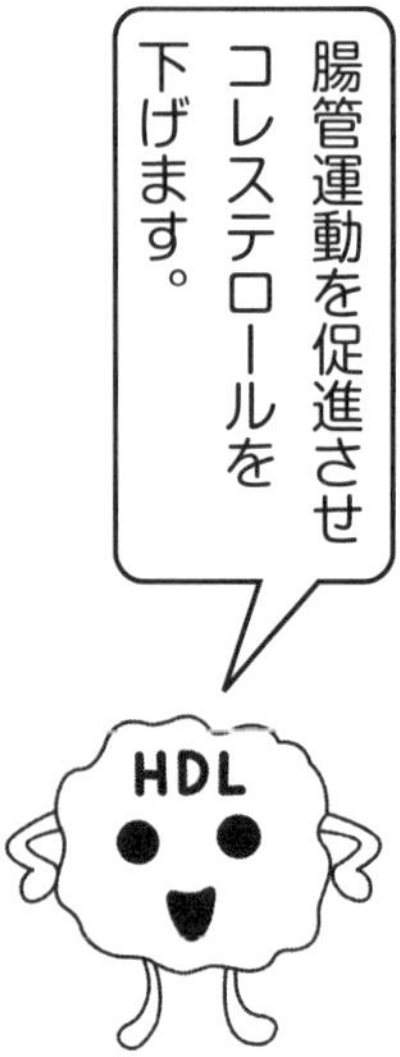

ハイボン20mg

（3錠あるいは6錠）

1日60mg—120mg投与で高コレステロール血症に対する適応があります。さらに、リボフラビン酪酸エステル（ビタミンB_2）は1日20mg投与で口角炎、口唇炎や舌炎に対する適応があります。リボフラビン酪酸エステルという後発品があります。体内にビタミンB_2を補充することで、主にビタミンB_2欠乏による粘膜症状、皮膚症状、眼症状などを改善することもできます。毎食後内服します。

皮膚粘膜症状を改善させコレステロールを下げます。
LDL

EPLカプセル250mg

（6錠）

ポリエンホスファチジルコリンは糖や脂質の代謝、たんぱく代謝の改善という特性があり慢性肝疾患における肝機能の改善、コレステロールの排泄障害を正常化させる効果があります。脂肪肝に対する適応以外に高脂血症や血液の流れをよくし、血液中の脂質を低下させる適応もあります。

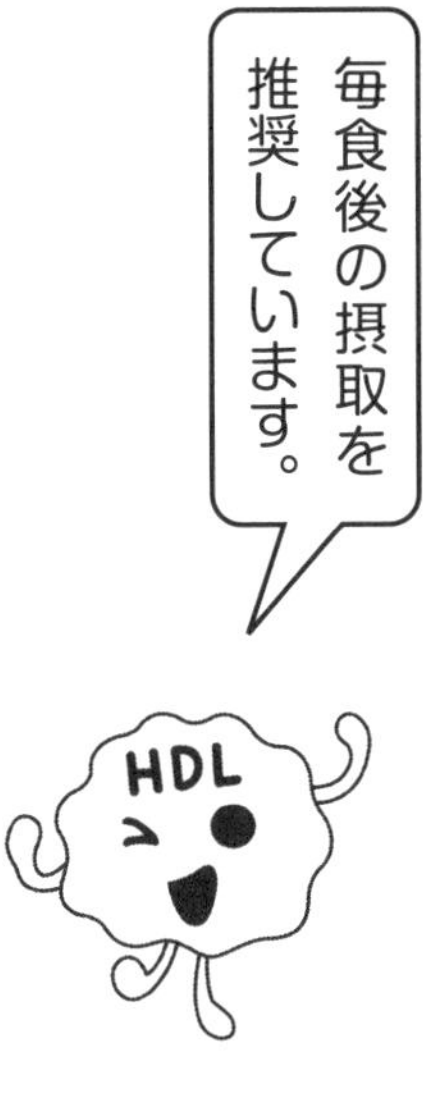
毎食後の摂取を推奨しています。
HDL

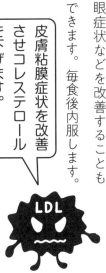

コレバイン錠500mg

（6錠）

腸管内で胆汁酸と結合して脂質の吸収阻害と小腸での胆汁酸の再吸収を抑制し、便中への排泄、コレステロールから胆汁酸への異化を促進します。高コレステロール血症や家族性高コレステロール血症の治療に用いられます。胆汁が腸管に排泄されない完全胆道閉塞の患者には禁忌となっています。温水で飲むと膨らんでしまうため200mLの常温水または冷水で服用します。

朝夕前の摂取（食後可）です。
LDL

ゼチーア錠10mg

（1錠）

小腸でのコレステロール吸収を選択的に阻害します。小腸壁細胞にあるたんぱく質を通してコレステロールと植物ステロールの吸収を阻害します。これにより肝臓のコレステロール量を低下させ、血液中のコレステロールを低下させます。高コレステロール血症、家族性高コレステロール血症、ホモ接合体性シトステロール血症の治療に用いられます。

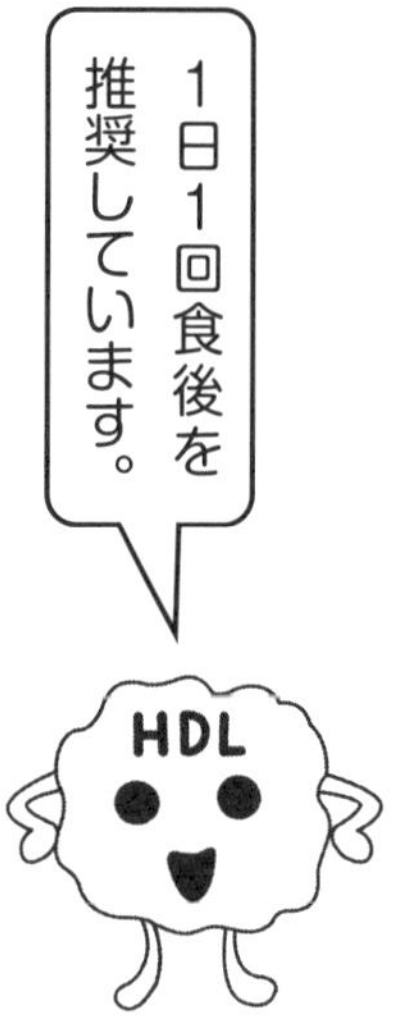
1日1回食後を推奨しています。
HDL

ベザトールSR徐放錠200mg（2錠）

薬の成分が少しずつ長時間放出され続けるように加工された製剤であるため噛んで砕いたりしないことが重要です。中性脂肪の数値を下げます。筋肉痛などをおこす横紋筋融解症の副作用を起こすことがあり、透析中や重篤な腎障害患者、妊婦には禁忌です。ベザフィブラートSR、ベザフィブラート徐放、ベスタリットL、ミデナールLの後発品があります。

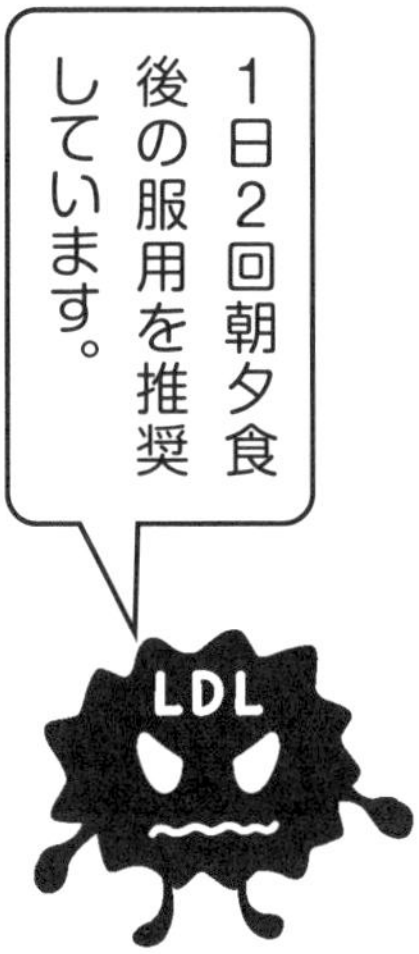
1日2回朝夕食後の服用を推奨しています。
LDL

パルモディア0.1mg（2錠）

強力な中性脂肪低下作用があります。血液中のHDLコレステロール濃度を上昇させます。家族性を含む高コレステロール血症にも用いられますが重篤な肝障害、胆道閉塞、腎障害、胆石、妊婦には禁忌です。腎機能、肝機能、LDLコレステロール値を定期的に検査する必要があります。副作用として胆石症、糖尿病があります。

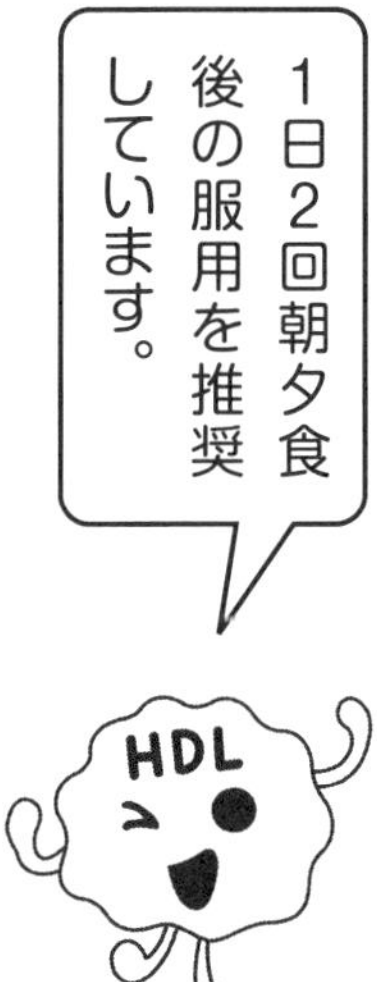
1日2回朝夕食後の服用を推奨しています。
HDL

おわりに

本書で紹介してきた内容は、私が医師として読者のみなさんに伝えたいことばかりです。コレステロールや中性脂肪を気にする人はとても多いため、インターネットも含め、巷にはさまざまな情報が飛び交っています。その中にはもちろん有効だろうと思われるものもありますが、そうでない情報もあります。

まず最初に説明した、健康診断表の見方、コレステロールと肝臓の関係、女性特有のホルモンであるエストロゲンとの関係は、ただ数値を下げるためでなく健康に暮らしていくために必要な情報です。

また、脂肪を分解する有酸素運動、第二の心臓といわれるふくらはぎを動かす筋力トレーニング、血流を促進する寝る前ストレッチの実例や、食事を考える上でカロリーやバランスを意識して糖尿病食のレシピを取り入れる、ガレート型カテキンを摂取するなどの具体的な方法も紹介しました。コレステロール自体の知識だけでなく、自宅での生活習慣改善のヒントになるでしょう。最後の薬の情報も、知っておいて損はありません。

みなさんが本書をもとに正しい知識を得て、健康に過ごせる時間が少しでも長くなることを願っています。

植田勝廣

■監修者

植田　勝廣（うえだ　かつひろ）

1969年、奈良県生まれ。奈良県立医科大学大学院卒業。総合内科専門医、医学博士。済生会奈良病院を経て、田北病院内科部長。認定産業医、Infection Control Doctor、抗菌化学療法指導医、日本感染症学会指導医なども取得。将棋アマチュア2段。

■スタッフ

編集・構成・ＤＴＰ／造事務所

文／石川千穂子、東野由美子

イラスト／榎本タイキ、PIXTA

装丁・本文デザイン／八月朔日英子

女性のコレステロール・中性脂肪を改善する本

発行日　2021年6月16日　初版第1刷発行
　　　　2023年11月1日　初版第2刷発行

編　　著　株式会社造事務所

発 行 人　磯田肇

発 行 所　株式会社メディアパル
〒162-8710
東京都新宿区東五軒町6-24
TEL. 03-5261-1171　FAX. 03-3235-4645

印刷・製本　中央精版印刷株式会社

ISBN978-4-8021-1055-6　C0077